Alimentación Natural y Flores de Bach

Las emociones en nuestra dieta

Autor:

Romina Molina

Editado por:

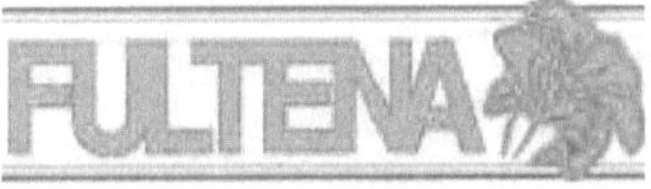

Fundación Latinoamericana de Terapias Naturales

Para estar siempre al día en Terapias Naturales vea:

www.clubdesalud.com
www.londner.com.ar
http://londner.blogspot.com
www.centrobach.com.ar

Editado por

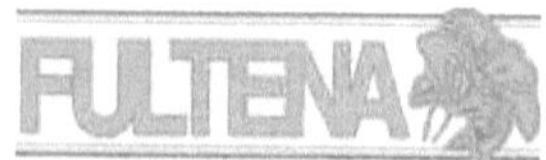

Fundación Latinoamericana
de Terapias Naturales

Riobamba 118 Piso 5º
(1025) Ciudad Autónoma de Buenos Aires
República Argentina

• Tel: (011) 4952-4756
• Fax: (011) 4954-2852
• Email: miranda@londner.com.ar

Y en Internet
> www.clubdesalud.com
> www.londner.com.ar
> www.centrobach.com.ar
> http://londner.blogspot.com

Los elementos y conceptos aquí vertidos no pretenden diagnosticar, prescribir, tratar ni curar patologías físicas ni mentales, sino establecer un estado interior de armonía y cuidado consciente de las emociones, pensamientos y la salud física. Ante cualquier duda sobre problemáticas físicas y/o mentales, consulte con el facultativo adecuado.

Prólogo

Cuando llega un texto a mis manos, en particular cuando me toca participar en el desarrollo de su publicación en mi rol de editor, soy especialmente cuidadoso en recorrerlo una y otra vez, para estar seguro de que represente un mensaje que esté en mi naturaleza más íntima compartir con los lectores.

Saboreo las palabras poniéndome en el lugar de quien va a aprovechar la información, para estar seguro de que, más allá del juicio final que nos proporcione el último usuario del material, me haya convencido a mí.

Esta es la primera recompensa que espero obtener de cada libro, un mensaje genuino y que me resulte válido. Especialmente por lo laborioso y costoso que resulta en nuestro país el proceso de editar.

La segunda recompensa, que pocas veces sucede, en particular tras haber leído, representado y editado tantos libros sobre salud natural en los últimos 25 años, sería que el libro me transforme, me deje un poco diferente a lo que era antes de comenzar a leerlo.

Y eso era todo hasta ahora, en este texto en el que descubro un tesoro escondido, una tercera recompensa: que luego de leerlo se vayan transformando mis hábitos, que recupere esa sensación inicial de que hay tanto para aprender y que si no me pongo en acción me lo voy a estar perdiendo.

Casi como un rejuvenecimiento filosófico, animarme no sólo a pensar y a ser distinto, sino también que a partir de ese ser mis acciones sean diferentes.

En las páginas que siguen, Romina Molina demuestra un conocimiento profundo pero a la vez equilibrado de lo que ella llama Alimentación Consciente. Profundo porque nace de largos años de estudio de todas las posibilidades naturales de nutrición, y equilibrado porque, sin fanatismos, incorpora hábitos previos de comida, teniendo en cuenta la historia de nuestra alimentación desde la repetición sin cuestionamientos hasta el desarrollo de una consciencia de que lo que como me transforma, y sin separarla de la época moderna en la que se vuelve difícil elegir entre las infinitas opciones.

Pero lo que me convenció más de guardarme una copia de este libro en mi mesa de luz (o debería decir en la cocina), es que aún conteniendo todos los fundamentos teóricos de aquellos elementos que nos Romina nos brinda con tanto amor para que elijamos con sabiduría (pero, extraña y valiosa virtud, sin dogmas ni bajadas de línea), todas las palabras encierran aspectos prácticos, factibles de ser practicados sin estructuras o exagerados cambios.

Desde la presentación de cada tema hasta la elaboración de las recetas aparentemente más complicadas, todo es explicado con simplicidad, paso a paso, y con un lenguaje que hace "querer empezar". Ese probar algo hoy mismo es lo que lleva, en definitiva, a la incorporación de hábitos más saludables.

Como hombre de una cultura troglodita, solía pensar que la cocina era un territorio oscuro e inexplorable y la comida era eso que sucedía entre dos actividades "importantes", para poder seguir con las mismas.

Poco a poco, como tal vez sucedió a muchos, me fui amigando con las tareas domésticas como espacios sagrados de nuestra vida, y la cocina como un espacio alquímico donde aprender y practicar sobre transformaciones.

Este completo manual nos adentra aún más en ese territorio, nos invita a, casi jugando, conocer y aprovechar todo lo que hay dentro de cada bocado que ingerimos. Lo que hay más allá de la cocina. Y suma a lo que la comida nos proporciona a nivel físico, los aspectos, no menos importantes, de lo mental, emocional y espiritual, aportando una perspectiva holística.

Ojalá sume luz y sanación a la vida de todos los que se encuentren con estas páginas, y que, como me sucede a mí, les ayude a probar nuevos hábitos en una alimentación plena de conciencia.

                                              Eduardo Londner
                                              Noviembre 2014

Introducción

"Que tu alimento sea tu medicina y tu medicina tu alimento"
Hipócrates (400 AC)

En tiempos donde nos hemos alejado tanto de nuestra naturaleza, de nuestros ciclos vitales y hemos padecido las consecuencias, se vuelve indispensable retornar... volver a nuestros orígenes como raza, como comunidad, como habitantes de este planeta y como parte de un todo mucho más grande pero que nos conecta íntimamente, desde lo más sutil, en esencia y espíritu.

Muchos debemos recordar viejos conocimientos, que antes eran transmitidos de generación en generación, y que por algún motivo, en algún momento esa cadena se cortó y perdimos gran sabiduría que hoy es preciso recuperar.

Uno de los objetivos de este libro es recuperar antiguos conocimientos de la tierra, del universo, de nuestra naturaleza. Recordar quiénes somos, cuáles son nuestras necesidades físicas, mentales y espirituales y cómo podemos hacer del alimento, gracias a este conocimiento, nuestra primera medicina.

Pero antes, resulta necesario analizar y cuestionar desde una visión constructiva, en qué nos equivocamos, cuáles fueron nuestros errores como humanidad, para tomar consciencia y poder generar un cambio hacia hábitos más saludables y acordes a nuestra especie, cuerpo y energía.

Para esto es necesario romper con ciertos paradigmas que se han mantenido, en nuestra sociedad, como verdades durante mucho tiempo. Tiempo que ha demostrado que no lo son, pero que nos han llevado a sostener un concepto de salud, que lejos de promoverla la ha perjudicado.

Antes de emprender un camino hacia lo que sería natural para nosotros, resulta importante comprender, sin odios ni rencores, sino desde el amor que expande nuestras consciencias, el por qué de la necesidad de conocer muchos factores que hacen a la salud y en el cual la alimentación juega un papel fundamental.

Por otro lado, para muchos, dejar de comer carne fue creer que comían más saludable, para otros que comer productos diet o light también lo era. Seguramente muchos creyeron que tener el colesterol bajo era un estado saludable, o que era mejor reducir por completo el consumo de azúcar o reemplazarla por una sustancia química, llamada edulcorante. Tomemos este ejemplo, al tomar el edulcorante el cuerpo se prepara poniendo en acción todos sus mecanismos para sintetizar ese dulce que acaba de entrar, el páncreas envía la insulina, y ¿saben para qué? Para que nada suceda. Esta situación deriva en los grandes trastorno de insulina que hay en la actualidad en la población mundial.

Tanto los ácidos grasos de buena calidad como los azúcares de fuentes naturales son indispensables para el buen funcionamiento del organismo. Estos temas los iremos desarrollando a lo largo del texto.

Por otro lado, aprender a hacer uso de la naturaleza, un conocimiento olvidado, nos permite convertir a nuestro alimento en fuente de vida y salud. Porque no se trata de elegir el mejor alimento solamente, sino de elegir métodos adecuados de preparación. También ejerce su influencia el estado emocional en que nos encontremos a la hora de prepararlo y consumirlo, cómo es el ambiente en el que comemos, pero fundamentalmente qué conexión tenemos con ese alimento que pasará a formar parte de nosotros mismos, en cada una de nuestras células, tejidos, fluidos, emociones y pensamientos.

Hay una frase que dice: "**somos lo que comemos**". Todo lo que ingerimos por nuestros 5 sentidos se verá reflejado en nuestro cuerpo, nuestras emociones y pensamientos.

Y como para comenzar a desarrollar los temas resulta indispensable volver a definir la palabra natural, que ha sufrido de un mal uso durante mucho tiempo.

Este texto, además de fijar los parámetros básicos de una alimentación natural, alineada con nuestra fisiología humana, y que en muchos casos dejará a criterio de la persona elegir cuál es el alimento más adecuado para sí; buscará también, contemplar el arduo proceso de cambio que implica volver a elegir alimentos que son fisiológicamente saludables en relación con nuestro cuerpo y energía vital.

Las Flores de Bach nos ayudarán a transitar este camino de una manera saludable, respetando nuestros tiempos personales, nuestras situaciones particulares y nuestro ámbito familiar sin perder la noción de que el alimento es fuente de amor y vida, un momento de disfrute y gozo por estar vivos y plenos, por la oportunidad de poder nutrir nuestros sueños y construir un futuro mejor para todos.

Si hay sufrimiento, restricción o represión no sirve. La energía tiene que fluir y resulta fundamental respetarnos a nosotros mismos, conocer nuestras debilidades y poder mejorarlas desde la comprensión y no desde el sufrimiento.

Vamos a partir de la base de que no existe "una alimentación perfecta general para todos", porque todos encarnamos cuerpos distintos y tenemos pensamientos y tendencias emocionales diferentes. La mejor alimentación es la que se adapta a nuestras necesidades personales y situación en particular.

En lo personal creo que la raza humana está elevando su frecuencia vibracional a niveles superiores de conciencia y es momento de alivianar y purificar nuestro cuerpo, para desarrollar nuestros valores humanos innatos y lograr una mayor expansión de nuestro Ser.

Muchos de los Maestros espirituales, como Sai Baba, Yogananda, Sri Sri Ravi

Shankar, entre otros, han sugerido una alimentación Sátvica (pura y natural) para poder avanzar en una búsqueda espiritual hacia el encuentro con nuestras virtudes más elevadas.

La Madre Tierra nos nutre con su alimento. Ella, en su acto de amor, es próspera y desinteresada. Nos regala esta fuente de vida para que podamos conseguir un estado pleno de salud que nos permita cumplir con nuestro propósito de vida.

Estamos atravesando momentos de cambios y renovación como Seres Humanos y es importante tomar consciencia de nuestros hábitos alimenticios y conectarnos con nuestro corazón: guía inconmensurable hacia un camino certero de paz y sabiduría con nosotros y con el universo entero.

Que la Luz de nuestro Ser

sea quien guie nuestro camino...

¿Qué entendemos por Natural y cuál es la definición de Dieta?

Cuando hablamos de natural nos referimos a algo en su estado puro, tal como lo brinda la naturaleza. No incluye los objetos artificiales ni la intervención humana y hace referencia a la forma innata en la que crecen espontáneamente plantas y animales.

En lo que respecta a los alimentos podemos decir que son aquellos que están en su estado de pureza, tal como lo brinda la naturaleza, libres de agroquímicos, conservantes, saborizantes artificiales y procesos industriales que dañan sus propiedades, nutrientes y energía vital.

Para que sea alimento tiene que tener nutrientes, sino no lo es. Los nutrientes son sustancias químicas indispensables para el buen funcionamiento del organismo y todas deben estar presentes. Estas son: Hidratos de carbono, proteínas, grasas, minerales y vitaminas.

Puede parecer una obviedad, pero es que hoy en día podemos encontrar numerosos productos industriales, con diferentes sustancias químicas, cuya etiqueta dice ser un **alimento natural** o naturalmente saludable. Y entre ellos encontramos todos los productos de soja, los cuales en su gran mayoría provienen de soja transgénica (genéticamente modificada), los alimentos **light**, con bajo contenido de grasas pero con alto contenido de saborizantes artificiales, **diet** que son alimentos creados para personas con alguna enfermedad en particular y a los cuales se les reemplaza un ingrediente por otro que estas personas puedan consumir. Es el caso de las personas que no pueden consumir azúcar. Es bueno aclarar que las personas sanas no deberían consumir alimentos **diet**. Ademas, muchos piensan que son bajos en grasa cuando en verdad es al revés: al no tener azúcar, tienen un incremento en grasas para mejorar su sabor.

Por otra parte encontramos los **aceites refinados** con procesos que modifican sus moléculas volviéndolos tóxicos. Pero como son vegetales, lo cual empeora la situación, nos dicen que son naturales.

También tenemos **bebidas sintéticas** como son las aguas saborizadas que en el mejor de los casos tienen un 8,5% de jugo natural y el resto son saborizantes artificiales. Pero suelen venderlas como bebidas saludables porque no tienen gas y porque tienen un porcentaje de jugo natural de fruta.

También encontramos productos de harina blanca, la cual atravesó un proceso de refinamiento donde se le quitó su fibra y nutrientes. A estos productos, les terminan agregando parte de lo que le sacaron, osea: el salvado, para venderlos como una línea de productos saludables, más allá de los conservantes que pueda contener, con paquetes de color verde que remiten a la naturaleza y a un estado de calma mental.

Lo mismo sucede con los yoghurts y postres light donde utilizan una imagen en la que predomina el color verde y promueven el consumo reducido de grasas como algo saludable, pero no nos cuentan las consecuencias que tienen para nuestra salud los estabilizantes, resaltadores del sabor, conservantes y saborizantes artificiales que utilizan.

Lamentablemente las dietéticas no quedan excluidas de esta lista. Hoy en día podemos encontrar numerosos productos que consideramos saludables porque se venden en una dietética, pero que están muy lejos de serlo. Un ejemplo de esto es un gran número de galletitas y panificados integrales que no tienen la fermentación adecuada y que conservan los almidones crudos, los cuales son tóxicos para nuestra organismo. Además, en su gran mayoría no son materia prima de origen orgánico, por lo cual tienen agroquímicos. En otros casos son elaborados con margarinas, aceites vegetales o con miel que expuestos a la temperatura de cocción también se vuelven tóxicos para el organismo. Por eso se vuelve imprescindible que comencemos a agudizar nuestro poder selectivo y comencemos a desarrollar una conciencia profunda de los alimentos que consumimos verificando las fuentes de donde provienen y qué procesos sufrieron en el camino desde su cosecha hasta que llegaron a nuestras manos.

Pero, ¡a no desesperar! Según el Ayurveda lo que daña es la ingesta habitual, no la ingesta ocasional. Así que, si consumimos algunos de los alimentos mencionados será cuestión de ir reemplazándolos paulatinamente por otros alimentos más saludables.

Esto puede llevar tiempo y sobre todo energía porque hay que des-automatizar viejos patrones de conducta para incorporar los nuevos.

Según el Ayurveda, ciencia milenaria, existe una íntima relación entre lo que comemos y lo que somos. Por lo tanto si buscamos tener un cuerpo saludable, una mente clara y un espíritu alegre, es preciso seleccionar los alimentos que nos ayuden a cultivar estos estados en nosotros mismos, permitiéndonos manifestar nuestras virtudes con plenitud y cumplir con nuestro propósito de vida.

Existen diferentes escuelas y corrientes naturistas (Ayurveda, Macrobiótica, Alimentación Viva, etc) y en algunos casos se contraponen entre sí, pero lo importante es que podamos tomar lo mejor de cada una y encontrar la dieta perfecta que se adapte a nosotros mismos, a nuestra constitución psicofísica y la situación socio-cultural económica que estemos atravesando.

Recordemos que no existe una dieta general ideal para todos, dado que si bien en esencia somos lo mismo: chispas de Amor y Luz Divina, cada uno de nosotros encarna un cuerpo, una mente y determinadas emociones diferentes a la de los demás.

Dichas características son las adecuadas a nuestra misión en la vida, la cual también es diferente en cada persona. Por lo cual la mejor dieta es la que se adapta a nosotros mismos.

También es necesario definir el termino DIETA: cuyo significado es: "MODO DE VIDA". Esta definición nos puede dar una visión más integradora de lo que implica llevar adelante un cambio en nuestra alimentación. El mismo debe contemplar todos nuestros cuerpos en una sola unidad, comprendiendo que un cambio en nuestra dieta implica un cambio en nuestra forma de vivir la vida.

Por otro lado, a la hora de definir cuál es la alimentación natural y la dieta adecuada para el ser humano, resulta esencial conocer la fisiología del ser humano y a partir de ahí podemos marcar algunos parámetros generales y comunes de una alimentación saludable, que cubra todas nuestras necesidades nutricionales. Dichos parámetros nos llevaran a lograr un óptimo estado de salud a nivel físico, mental y espiritual y serán adaptados de acuerdo a cada persona y situación en particular.

Para esto, hay algunos temas que debemos contemplar, como la evolución del ser humano en la alimentación y necesidades básicas nutricionales desde la información clara y precisa, dado que hoy en día, en internet y las redes sociales, estos temas son tratados a la ligera sin darle la debida atención que se merece, teniendo en cuenta que una deficiencia nutricional puede generar daños irreparables en el organismo.

Por eso siempre es importante verificar las fuentes de la información, y porqué no, leer varias posturas diferentes sobre un tema determinado para poder sacar nuestras propias conclusiones al respecto.

Dado que en el universo alimenticio todavía hay muchos temas que son controversiales y que generan distintas opiniones, este material intentará brindar una visión global y amplia al respecto.

Fisiología Humana

Un alimento fisiológico es aquel que nutre, vitaliza y depura, sin generar toxinas ni ensuciamiento. Jean Seignalet, catedrático francés lo definió como el alimento que corresponde a nuestro sistema digestivo originario, y para eso es preciso comprender cuál es el diseño original de nuestra fisiología.

En la naturaleza encontramos distintas especies cada cual con su particular estructura alimentaria: carnívoros (felinos), herbívoros (vacas), frugívoros (chimpancés), omnívoros (cerdos), los cuales están adaptados al procesamiento de su alimento básico y natural. Tanto su tipo de estómago, su longitud intestinal, enzimas, fluidos digestivos, entre otros, van a tener una relación directa con el alimento que naturalmente ingieren.

Existe una relación muy estrecha entre los chimpancés y humanos, donde apenas el 1 % de los genes nos diferencian al uno del otro.

Es importante saber que los monos son frugívoros y su dieta se basa en frutas, hojas, semillas, raíces, tubérculos e insectos principalmente, y todo de manera cruda. Y para estos alimentos es que está diseñado su sistema digestivo, sus secreciones gástricas, enzimas y sus mucinas intestinales.

Dado la similitud fisiológica entre los monos y los seres humanos queda en evidencia nuestra naturaleza frugívora.

Los animales omnívoros o carnívoros poseen fluidos digestivos especiales (saliva ácida, secreciones gástricas 10 veces más abundantes) e intestinos cortos para eliminar más rápidamente los desechos tóxicos que genera su alimento natural y fisiológico (la carne). Sus mandíbulas son capaces de moler huesos cuyo carbonato de calcio y magnesio les ayuda a neutralizar la acidez de la carne y sus toxinas.

Los humanos no tenemos garras ni colmillos para desgarrar la carne y no podemos cazar grandes presas sin la ayuda de armas. Carecemos de velocidad, vista y olfato desarrollado para tal fin y además nos impresiona la sangre.

Los animales herbívoros poseen un aparato digestivo especializado para el consumo de hojas con una cuba de fermentación, estómago con cuatro cavidades, capacidad de rumear, 40hs de tránsito intestinal, etc. Es el caso de las vacas, cuyas características están muy lejos de parecerse a la de los humanos.

Los animales granívoros como las aves poseen un sistema cardiopulmonar adecuado al metabolismo del almidón presente en los cereales y disipan fácilmente la energía liberada a través del esfuerzo físico durante el vuelo.

Los seres humanos tenemos mandíbulas débiles, manos para tomar los frutos, incisivos para morder frutos, molares para moler semillas, saliva alcalina para desdoblar almidones, colmillos poco desarrollados, estómago débil, ausencia de enzimas para neutralizar las sustancias provenientes de la descomposición de animales muertos y sangre ligeramente alcalina.

Nuestro intestino grueso es de gran capacidad y recoge los desechos de difícil digestión para su aprovechamiento final en un ambiente naturalmente ácido.

Proceso evolutivo

Se estima que hace 5 millones de años aparecen los homínidos sobre la faz de la tierra y allí se inicia el largo camino evolutivo que nos trae a nuestros días.

Hace aproximadamente 2 millones de años comienza el consumo de carne como mecanismo de supervivencia ante carencias y se limitaba al consumo de pequeñas presas y sobras que dejaban los animales cazadores. La carne se consumía cruda y por lo general descompuesta.

Unos 300.000 años antes de hoy, aparece el uso del fuego y la cocción de los alimentos, brindando otras posibilidades de supervivencia ya que se accede a otras fuentes de alimentos de los cuales nutrirse.

Hace 8.000 años apareció la agricultura, permitiendo estabilizar la disponibilidad de los alimentos y junto con esta, también aparece la ganadería produciendo otra importante modificación cultural en nuestros hábitos alimenticios.

Y tan sólo hace 80/90 años apareció la industrialización de los alimentos, lo cual modificó violentamente las formas y culturas nutricionales.

Los grandes eventos que modificaron nuestra relación con el alimento sólo se produjeron en el último periodo mientras que nuestro ADN no ha cambiado.

Todos los alimentos que se alejan de nuestro diseño fisiológico demandan a nuestro organismo una exigencia extraordinaria y no prevista, lo cual lleva al desorden y la enfermedad.

Introducción al Ayurveda

Ayurveda o "CIENCIA DE LA VIDA" es un antiquísimo arte de curar, que se práctica en India desde hace más de 5000 años y nace en el marco de una civilización avanzada.

El Charaka Samhita es un tratado de clínica médica cuyos contenidos triplican lo publicado por Hipócrates.

El Ayurveda ha sido el primer sistema médico que manifestó la concepción holística integrando el cuerpo, la mente y el espíritu. También sostiene que existe una relación profunda entre el universo o macrocosmos y la persona o microcosmos.

En Ayurveda son de suma importancia las acciones preventivas relacionadas con la alimentación, la actividad física, las rutinas cotidianas y la armonía mental. Los mismos conforman los pilares fundamentales en el camino del bienestar y la longevidad.

Dado que es una ciencia muy vasta y compleja, en este curso sólo tomaremos la sabiduría que nos proporciona a través de las nociones básicas de una alimentación saludable para aprender a elegir, preparar y consumir nuestros alimentos. Aprenderemos cuáles son los alimentos sátvicos y por qué resulta imprescindible volver a estos alimentos puros y naturales si buscamos un camino de salud y bienestar. Conoceremos la **Teoría de los cinco elementos** (Pancha Mahabutas) y la **Teoría de las tres gunas** (Satva, rajas y Tamas).

Por otro lado, a través de la **Teoría de los tres Doshas** (Vata, Pitta y Kapha) que son fuerzas básicas que interactúan y se encuentran presentes en el organismo de todas las personas, el Ayurveda nos proporciona una visión más profunda de nuestras características físicas, mentales y espirituales, en donde el alimento pasa a ser una excelente herramienta a la hora de armonizar nuestra energía. Estas tres fuerzas están conformadas por los 5 elementos (Vata: aire y éter, Pitta: fuego y agua, Kapha: tierra y agua) y cumplen funciones dentro de nuestro organismo, y se manifiestan en nuestro cuerpo físico, mental y emocional. Por lo general, las personas tenemos un predominio mayor de un Dosha sobre el otro y esto nos va a marcar una tendencia hacia ese dosha. Dosha significa: declinar. Por eso conocer que dohsa es predominante en nosotros, nos permite saber que tendencias nos van a llevar a declinar más rápido hacia la muerte, sino las armonizamos. El Ayurveda nos enseña a equilibrar esta energía a través del alimento, las rutinas diarias, la meditación y la actividad física. Además, si estos doshas se encuentran por demás desarmonizados es lo que se conoce como un desequilibrio o vikriti, o lo que comúnmente conocemos como enfermedad. Para esto la medicina Ayurveda posee una amplia sabiduría para tratar todo tipo de enfermedades de manera natural, estimulando las fuerzas naturales del cuerpo de autosanación.

Antes de llevar adelante una Alimentación Ayurveda específica para nuestra constitución psicofísica o Dosha, resulta fundamental volver a las fuentes y retomar el camino de una alimentación natural. Y a esto nos abocaremos principalmente en este trabajo.

Teoría de los cinco elementos (Pancha Mahabutas)

Éter, aire, fuego, agua y tierra

Hace miles de años los sabios que crearon las bases filosóficas de los vedas (textos sagrados) y del Ayurveda buscaron la respuesta acerca de la conformación del universo en la observación profunda, dando una explicación integral de cada uno de los elementos y su relación con los aspectos más sutiles o mentales. La teoría de los Pancha (cinco) Mahabutas (elementos) explica de qué modo las fuerzas del macro y microcosmos están unidas entre sí.

Estos cinco elementos representan el estado de la materia:

- Tierra: sólido
- Agua: líquido
- Aire: gaseoso
- Fuego: el poder de transformar los estados
- Éter: el espacio donde la materia existe

El hombre es un microcosmos de la naturaleza y así como los cinco elementos están presentes en la naturaleza, también lo están en cada persona.

El **éter** es el espacio donde suceden los fenómenos. Es vacío, liviano, sutil, omnipresente, sin forma e inmóvil. Está relacionado con la audición. En el cuerpo humano está presente en las cavidades como la boca, la nariz, y el tubo digestivo, entre otros. El espacio nos da libertad, paz y expansión de conciencia. Es responsable de los sentimientos de amor, compasión y al mismo tiempo de separatividad, aislamiento, falta de conexión con la tierra, inseguridad, ansiedad y temor.

El **aire** es el estado gaseoso de la materia cuya característica es el movimiento. Puede ser percibido por el tacto. Es seco, liviano, claro y móvil. Está presente en el pulso cardíaco, la expansión y contracción de los pulmones, los movimientos del estómago y del intestino y la actividad del sistema nervioso. Es responsable del flujo de los pensamientos y los deseos. Produce felicidad, excitación y alegría, además de temor, ansiedad, inseguridad y nerviosismo.

El **fuego** es el poder capaz de transformar los estados. Puede ser percibido por la vista. Sus características más importantes son luminosidad, calor, intensidad, sequedad y penetración. Está representado por el metabolismo y el sistema endocrino, además, de ser visible en el sistema digestivo. Representa la inteligencia, atención y comprensión. En exceso produce ira, odio, envidia y competitividad.

El **agua** es el estado líquido de la materia y sus atributos son la fluidez, pesadez, frialdad, viscosidad y densidad. Carece de estabilidad o forma y se reconoce mediante el gusto. Se percibe en las glándulas salivales, en el plasma, secreciones del tubo digestivo entre otros. Es responsable de los sentimientos de contento, unidad, compasión, amor pero en su desbalance produce apego.

La **tierra** es el estado sólido de la materia y sus cualidades son la estabilidad, pesadez, densidad, firmeza, inmovilidad y rigidez. Se percibe con el sentido del olfato. En el cuerpo está representado en los huesos, cartílagos, músculos y tendones.

Todo en la naturaleza está impregnado de estos cinco elementos, por ende los alimentos tendrán en menor o mayor medida una predominancia de estos elementos.

Para nutrir los elementos que se encuentran dentro de nuestro organismo, representados por los distintos sistemas, tejidos, funciones y órganos, es de suma importancia incorporar los elementos a través del alimento.

El Ayurveda nos enseña a conocer, a través de la teoría de los tres doshas y considerando que lo semejante incrementa lo semejante, cuál de los cinco elementos se encuentra predominante dentro de nosotros y nos invita a seleccionar los alimentos que contrarresten este elemento predominante para volverlo a su estado de armonía. De esta manera, si tengo un predominio del elemento aire que me genera falta de conexión con la tierra, miedos e inseguridades, me sugiere hacer mas hincapié en los alimentos con un predomino del elemento tierra pues me brindarán mayor conexión con la misma, y por ende estabilidad y seguridad.

(Ver Foto 1 en Material interactivo)

Teoría de las tres Gunas

Todo en el universo está impregnado de las tres gunas o cualidades de la naturaleza. Estas cualidades son: Satva, Rajas y Tamas. **Satva** es el equilibrio, **Rajas** la actividad y **Tamas** la inercia. En Ayurveda se utilizan para clasificar la actividad mental con el objeto de darnos a conocer cuál es el nivel y desarrollo de nuestra mente.

También se dice que es la capacidad de ver lo esencial y verdadero y actuar en consecuencia. Las gunas nos señalan las diferencias individuales en cuanto a las predisposiciones psicológicas y morales, las reacciones ante el medio ambiente y las relaciones interpersonales.

Satvas está relacionado con lo esencial, la conciencia, la pureza y la claridad de percepción. Todo esto lleva al estado de bondad y felicidad. Los movimientos y acciones se deben a rajas que promueve la búsqueda de los placeres sensoriales y se vincula con el esfuerzo y la falta de descanso. Tamas se relaciona con la confusión, la inercia, la pesadez y la ignorancia.

En el ámbito mental se busca evolucionar de las cualidades tamásicas y rajásicas hacia un predominio de las cualidades sátvicas. Esto ayuda a promover y preservar la salud mental.

Constitución sátvica

Satva es pura y une la cabeza con el corazón, los pensamientos con las emociones. Las personas con estas cualidades se adaptan fácilmente a los cambios y poseen paz mental y equilibrio. Se cuidan a sí mismos y a los demás, tanto a personas, animales, plantas y a todo el medio ambiente. Son respetuosos de todas las formas de vida. Suelen ser amorosas, compasivas y con inquietudes espirituales. En general tienen trabajos intelectuales intensos pero no se fatigan y necesitan sólo de pocas horas de sueño diarias para reponerse. Suelen estar alertas, contentos, conscientes, humildes, y respetuosos de sus maestros. Desarrollan la inteligencia y la intuición. Toman a las distintas experiencias de la vida como un proceso de aprendizaje. Ponen énfasis en la búsqueda de las virtudes, cualidad que une a la persona con el conocimiento y la felicidad.

Constitución rajásica

Es la turbulencia de la mente agitada por el deseo que nos lleva a poner nuestra atención en el mundo externo y a buscar la felicidad afuera de nosotros mismos. Predominan la ambición, el orgullo, la competitividad, la agresividad y el egoísmo. Son personas con tendencia a querer controlar a los demás, tienen gran nivel de energía pero se agotan con facilidad. Sus actividades están centradas en ellos mismos. Suelen ser celosos, ambiciosos y con facilidad para el enojo. Tienen miedo al fracaso y su alegría depende de cumplir sus objetivos. Suelen tener una mente inquieta y tienen predisposición al estrés. Suelen ser atentos y considerados sólo con aquellos con los que tienen un interés personal. No son sinceros y culpan a los demás por sus problemas. Suelen ser impacientes y están dominados por el ego. Irritabilidad, manipulación, búsqueda del poder, estimulación y entretenimiento. Procuran constantemente los frutos de las acciones que realiza.

Constitución tamásica

De tamas proviene la ignorancia que oculta nuestra verdadera esencia. Está ligada a la oscuridad, adormecimiento, dificultad para percibir lo verdadero. Se manifiesta con una mente nublada por el miedo, el letargo y la falta de actividad mental. Genera sensaciones de sueño, pereza, y depresión. Puede crear una naturaleza servil. Pueden manifestar un importante apego a lo material como a las relaciones. Prefieren trabajos de poca responsabilidad y les encanta comer, beber, dormir y los placeres sexuales. Posesivos y envidiosos no se preocupan por los demás. Desconocen sus verdaderos problemas, son poco inteligentes y poseen escasa capacidad de concentración. No tienen hábitos saludables y suelen tomar lo que les sucede en la vida como un destino que no pueden cambiar. No asumen la responsabilidad de su vida y les cuesta distinguir entre lo correcto y lo errado. Las personas con un alto porcentaje de cualidades tamásicas corren el riesgo de padecer problemas psicológicos y repetir experiencias dolorosas en sus vidas por no realizar el aprendizaje correspondiente.

Determinación de la Constitución Mental

Este cuadro nos permitirá conocer nuestras propias características y tendencias. Podemos realizarlo más de una vez y en distintas etapas de nuestra vida, para observar nuestra propia evolución hacia las cualidades sátvicas. Se dice que una persona es sátvica, rajásica o tamásica cuando presenta un predominio de una de estas cualidades. Por lo general vamos a presentar características de dos o tres y dado al ritmo de vida que llevamos en la ciudad es normal que notemos un predominio de las cualidades rajásicas.

CUADRO CONSTITUCIÓN MENTAL

	SATVAS	RAJAS	TAMAS
IMPRESIÓN DOMINANTE	Calma, pureza, alegría	Mezclada	Alterada
PAZ MENTAL	Generalmente	Parcial	Raramente
DIETA	Vegetariana	Algún consumo de carne	Gran consumo de carne
ALCOHOL, ESTIMULANTES	Nunca	Ocasional	Frecuente
DROGAS	Nunca	Ocasional	Frecuente
SUEÑO	Poco	Moderado	Excesivo
ACTIVIDAD SEXUAL	Baja	Moderada	Alta
CONTROL DE LOS SENTIDOS	Bueno	Moderado	Débil
HABLA	Calmado y pacífico	Agitado	Apagado
LIMPIEZA	Alta	Moderada	Baja
TRABAJO	Desinteresado	Por objetivos personales	Pereza
IRRITABILIDAD	Infrecuente	A veces	Frecuente

MIEDO	Infrecuente	A veces	Frecuente
DESEO	Poco	A veces	Frecuente
ORGULLO	Modestia	Algo de ego	Vanidad
DEPRESIÓN	Nunca	A veces	Frecuente
AMOR	Universal	Personal	Falta de amor
VIOLENCIA	Nunca	A veces	Frecuente
APEGO AL DINERO	Escaso	Algo	Intenso
ACEPTACIÓN	Frecuente	Parcial	Nunca
PERDÓN	Perdona con facilidad	Con esfuerzo	Rencor prolongado
CONCENTRACIÓN	Buena	Moderada	Pobre
MEMORIA	Buena	Moderada	Pobre
VOLUNTAD	Fuerte	Variable	Débil
VERACIDAD	Siempre	Generalmente	Raramente
HONESTIDAD	Siempre	Generalmente	Raramente
CREATIVIDAD	Alta	Moderada	Baja
ESTUDIOS ESPIRITUALES	Diarios	Ocasionales	Nunca
ORACIÓN	Diarias	Ocasionales	Nunca
MEDITACIÓN	Diaria	Ocasional	Nunca
SERVICIO	Mucho	Ocasional	Ninguno

Alimentación Sátvica (pura y natural)

Como vimos anteriormente, todo en el universo posee las tres cualidades o gunas. Así también, podemos clasificar a los alimentos dentro de estas tres cualidades. Los alimentos Tamásicos producen oscuridad interna, inercia y depresión; los alimentos Rajásicos incrementan el fuego interno, las pasiones y la agresión mientras que los alimentos Sátvicos ayudan a que la mente este más clara, centrada y que el cuerpo tenga la energía suficiente para la acción en la vida cotidiana.

El primer paso es conocernos a nosotros mismos para después ver que es lo que necesitamos para mantener nuestro estado de armonía. Si nosotros deseamos obtener cualidades sátvicas, toda la alimentación que ingresa por nuestros cinco sentidos debe ser sátvica. Mientras continuemos alimentándonos con imágenes, comida, actividades y sonidos rajásicos o tamásicos seguiremos teniendo cualidades rájasicas o tamásicas. No olvidemos que el cambio es paulatino y que lo que vamos a ir aumentando es el porcentaje de alimentación sátvica para ir acrecentando nuestras cualidades sátvicas.

Alimentos sátvicos

Estos alimentos son los que nos ayudan a tener una mente clara, centrada y nos dan la energía suficiente para realizar nuestras actividades en la vida cotidiana. Son los alimentos que se encuentran más cerca de la energía solar: vegetales y frutas frescas, granos frescos bien preparados, legumbres, leche y yoghurt fresco orgánico, la leche materna, el ghee y la manteca con moderación. Las semillas, nueces y los aceites de primera presión en frío. El azúcar mascabo, la miel, hierbas y especias frescas.

Alimientos rajásicos

Son los alimentos que estimulan el fuego, la pasión y la agresión. Comprende los alimentos fermentados, el ajo, las pimientas consumidas en exceso, los huevos, los quesos, el azúcar blanca, los endulzantes artificiales, la palta, los cítricos, las aceitunas, etc.

Alimentos tamásicos

Son los alimentos que incrementan la oscuridad interna y la confusión. Inducen a la inercia, adormecimiento y a la depresión. Incluye las comidas rápidas, congeladas, fritas, cocidas en microondas, procesadas, recalentadas y quemadas. Además incluye el alcohol, las drogas, las cebollas, los compuestos químicos, los hongos, las carnes, pescados y embutidos.

"El cuerpo y la mente están íntimamente relacionados y ambos se sustentan del alimento. Por eso el alimento tiene un considerable impacto sobre el carácter y el destino de la persona. A tal alimento, tal mente: a tal mente, tal pensamiento; a tal pensamiento, tal acto. También es *"alimento"* todo lo que los sentidos perciben. Para el **Sadhaka** (aspirante espiritual), lo que se consume debe ser siempre **Sátvico**, o sea puro y moderado. Los sonidos y las imágenes, las impresiones, las ideas, las lecciones, los contactos- todos ellos deben promover la reverencia, la humildad, el equilibrio, la ecuanimidad, y la simplicidad. Sólo el alimento Sátvico mantendrá a la mente bien balanceada, concentrada por completo en el *Atma*, en el cual debemos contemplar para poder alcanzar la paz"

Sri Sathya Sai Baba

(Ver Foto 2 en Material interactivo)

Alimentos orgánicos

Los alimentos orgánicos son aquellos que no fueron tratados con agroquímicos, pesticidas, hormonas de crecimiento ni tampoco provienen de semillas transgénicas.

En los cultivos orgánicos se prioriza la biodiversidad respetando las estaciones naturales en las cuales crecen los alimentos, además de incentivar el consumo regional que promueve el trabajo y genera un menor impacto sobre el medio ambiente por la reducción del transporte.

Los alimentos orgánicos son como fueron siempre: como los da la naturaleza, antes de que el hombre decidiera incorporar a la agricultura métodos como el monocultivo, el uso de pesticidas, hormonas y transformar la genética original de sus semillas.

Podemos decir que para que un alimento sea considerado sátvico debe tener un origen orgánico. De lo contrario, no conserva su estado natural de pureza. Eligiendo alimentos orgánicos no sólo estamos nutriendo a nuestro cuerpo con alimentos saludables sino que estamos respetando y protegiendo el planeta Tierra, dado que cuanto más alimentos orgánicos elijamos, mas crecerán estos cultivos que respetan la biodiversidad sin estropear el suelo. Y tal vez dentro de un tiempo, no muy lejano, podamos ver como cada vez mas se reduce el uso de la agricultura tradicional que le quita la vitalidad a la tierra e intoxica nuestros alimentos.

Alimentos desnaturalizados

Con la aparición de la industria alimenticia también aparecieron métodos de conservación con sustancias extrañas, con el objetivo de "mejorar" la producción de los mismos. De esta forma lo volvieron más rentables a costa de la pérdida de calidad real.

Algunas de estas sustancias son los conservantes, saborizantes, aromatizantes, colorantes y edulcorantes, que lejos de ser sustancias beneficiosas para el organismo, lentamente se van acumulando en nuestro cuerpo y afectan directa o indirectamente sus funciones.

A continuación mencionaremos sólo algunas como para tomar consciencia de los efectos nocivos que producen en nuestro organismo.

Dentro de los conservantes podemos encontrar al Benzoato de Sodio (E211) muy común en los alimentos industrializados. Se encuentra en jugos artificiales, gaseosas, jugos congelados, ensalada de fruta, postres, etc. Algunos de los síntomas producidos por su ingesta son dolores estomacales, cefaleas y fiebre después del consumo de estos productos. Podemos encontrarlo como conservante bajo las cifras E210 (Ácido Benzoico), E212 (Benzoato de potasio) y E213 (Benzoato de calcio). Su acumulación en el organismo acarrea riesgo de cáncer, además de producir asma y urticaria si se toma junto con colorantes. En estudios llevados a cabo con animales aparecieron ataques de epilepsia.

Como saborizantes encontramos el Acetato de Amilio, es el mismo químico que se utiliza en los brilla pisos, y en menor cantidad es lo que le da sabor a banana a los lácteos, golosinas, etc. Butil aldehído, sabor nuez, es además un fuerte disolvente de caucho. Ácido fosfórico de las bebidas "colas" es un corrosivo poderoso, si dejamos un diente extraído dentro de un vaso de "cola" en algunas semanas se la habrá extraído todo el calcio. Piperonal es piojicida y también saborizante.

Como colorantes encontramos a la Tartrazina (E102), que es capaz de producir reacciones adversas en un pequeño porcentaje (alrededor del 10%) de entre las personas alérgicas a la aspirina, puede provocar hemorragias internas, úlceras gástricas, fragilidad capilar, entre otros síntomas.

Edulcorantes

Sacarina y Ciclamato, son edulcorantes que están muy lejos de beneficiar la salud y de impedir el aumento de peso, dado que son cancerígenos con una acción directa sobre el tubo digestivo. La sacarina altera el epitelio intestinal haciendo que las micro vellosidades se fusionen entre sí, lo cual disminuye la capacidad de absorción de nutrientes.

Aspartamo o Espartame, es uno de los aditivos mas polémicos de la historia debido a que hoy en día se encuentra en más de 5000 alimentos como bebidas, chicles, dulcificantes, cereales, dulces, vitaminas y alimentos para diabéticos. Muchos consideran que es un edulcorante seguro pero los científicos independientes dicen que el aspartamo puede producir una gama de disturbios y efectos nocivos en seres humanos tales como dolor de cabeza, pérdida de la memoria, oscilaciones del humor, esclerosis múltiple, Parkinson, tumores e incluso la muerte.

Estas son sólo algunas de las sustancias que podemos encontrar en los alimentos industrializados empleadas con el fin de volverlos más apetitosos, coloridos y frescos, pero que lejos de brindarnos bienestar y salud nos intoxican lentamente hasta producir, en algunos casos, daños irreparables para el organismo.

Ahora, ¿que sucede con las frutas y verduras de nuestro verdulero de la esquina?

En principio, y como mencionamos antes, al no ser verduras y frutas orgánicas estas tienen hormonas de crecimiento desde su sembrado, luego se fertilizan y para evitar cualquier tipo de plaga (o sea de seres vivos que quieran alimentarse de esos vegetales) es fumigada desde aviones que sobrevuelan los cultivos con agroquímicos muy nocivos para nuestra salud y la de nuestra tierra. En algunos casos son personas las que fumigan los cultivos exponiendo sus vías respiratorias a esas sustancias tóxicas. Se sabe que, como es un trabajo insalubre, sólo se puede realizar por un periodo de 3 o 4 años, no más.

Pero hay otros motivos que también nos hacen dudar a la hora de proveernos de los vegetales en los comercios habituales. Es sabida la ineficiencia de esta forma de cultivar (monocultivo) donde en grandes parcelas sólo se siembra una clase de semillas, yendo en contra de lo que la naturaleza haría que es la biodiversidad, donde diferentes plantas conviven en un mismo terreno y cada una aporta o toma diferentes nutrientes de la tierra pero sin perjudicarla.

Lo que se ha buscado en los últimos años es transformar genéticamente las semillas para que soporten de mejor manera todo el proceso de cultivo hasta su cosecha. Estas semillas están muy lejos de nutrirnos, dado que una semilla originaria conserva todos los códigos genéticos que van a entrar en resonancia con nuestro códigos genéticos para la nutrición completa en materia y energía.

Pero como esto no es suficiente, nos ocupamos de cultivar frutas y vegetales fuera de sus estaciones naturales, dado que creímos que podíamos tener durante todo el año todos los vegetales que la naturaleza nos provee, desconociendo completamente su sabiduría. Cada fruto que la naturaleza nos da en una determinada estación del año es porque ese fruto tiene los nutrientes o propiedades necesarias para atravesar las características climáticas de esa estación. Un ejemplo de esto son los tomates que son jugosos y refrescantes ideales para el verano, pero aún hoy insistimos en comer tomates durante el invierno.

Ahora, ¿como hacen los productores de tomate para brindarnos tomates en invierno como asi también una gran variedad de vegetales propios de otras estaciones? Utilizan el método de radiación para prolongar la vida útil, inhibir el brote y reducir la contaminación microbiana, además de guardarlos en cámaras de refrigeración durante un largo periodo de tiempo lo cual genera pérdidas considerables de nutriented y por supuesto pérdida total de su energía vital. Habrá notado que cuando uno compra una fruta en la verdulería, sobre todo si está en oferta, a los dos días ya se descompone. Esto es apenas una de las muestras de que ese alimento ya no es saludable. Una manzana orgánica puede durar afuera de la heladera hasta 10 días con una temperatura templada y hasta 2 meses en heladera. Aunque siempre va a ser más saludable consumirlas dentro de un período no muy lejano de su cosecha porque a medida que pasa el tiempo va perdiendo, cada vez más, su energía vital.

Consumo de carne: ¿beneficioso o perjudicial?

Aun hoy en día el consumo de carne sigue siendo un tema controversial. Numerosos autores informan sobre las consecuencias a nivel físico y energético del consumo de carne, mientras que otros lo consideran un alimento saludable por la cantidad de nutrientes que estos aportan. A la hora de tomar una decisión al respecto resulta fundamental tener ciertos parámetros bien claros:

-        Fisiológicamente el ser humano no está preparado para digerir adecuadamente este tipo de alimento. Sin embargo, ante situaciones extremas como hambruna o sequía, tiene la capacidad de adaptación al medio y las circunstancias. Por otra parte, esto podría sobrecargar sus mecanismos naturales de limpieza y de defensa.

-        La carne que se consume hoy en día desde los frigoríficos, supermercados y restaurantes está muy lejos de ser la carne que nuestros antepasados consumían. Con lo cual, ante el sólo hecho de pensar en consumir carne debemos partir de la idea de que esta carne provenga de un animal que fue criado libre, en el campo y con su alimentación natural y fisiológica.

-        Hay estudios que demuestran que el desarrollo del cerebro humano se debe en gran parte al consumo de proteínas y calorías de origen animal (principalmente de carne y leche), pero esto puede ser solo una parte de todo el proceso evolutivo del ser humano. Que algo haya funcionado y generado algo positivo no implica que continúe haciéndolo. También podemos contemplar que parte de continuar evolucionando como raza, podría ser el hecho de ir dejando de consumir carne y comenzar a desarrollar nuestro hemisferio cerebral derecho que nos conecta con partes más sutiles de nuestro ser.

-        Tanto el consumo de carne de antiguas civilizaciones como así mismo de nuestros abuelos y abuelas, sin ir más lejos, era significativamente menor al gran consumo de carne de la actualidad, lo cual ha provocado un exceso proteico con sus variadas consecuencias. Los pueblos nativos que aún conservan sus tradiciones y consumen carne, consideran el hecho de matar un animal para comer como un acto sagrado, un ritual y ofrendan esa comida a sus dioses.

-        Antes de cualquier cambio alimenticio, primero tengo que buscar la forma de incorporar a mi dieta los mismos nutrientes que me aporta el alimento que quiero eliminar. Si voy a dejar de consumir carne debo, previamente, asegurarme fuentes eficaces de grasas saludables, proteínas completas, vitaminas y minerales.

-        En muchos casos ha sido más eficiente y nutritiva una dieta a base de carne que muchas de las dietas veganas que han manifestado insuficiencias de proteínas completas, ácidos grasos esenciales, vitaminas A, D y B^{12}. Muchos veganos prefieren no consumir ningún producto de origen animal pero aceptan la ingesta de harinas refinadas, azúcar blanca, colorantes, saborizantes y agroquímicos. Ser vegano no es sinónimo de salud, y con esto no se intenta promover el consumo de carne sino advertir sobre las carencias en que se pueden caer si no se toman los recaudos necesarios para cumplir con todas nuestras necesidades nutricionales. Un vegano puede llevar una dieta saludable siempre y cuando respete la adecuada exposición al sol, consuma un suplemento de B^{12} activa y preste atención al consumo necesario de ácidos grasos esenciales, minerales, vitaminas y proteínas completas de fuentes naturales y orgánicas.

-        No se es más saludable por el simple hecho de no consumir carne, existen una cantidad considerable de otros factores que hacen a la salud, y que en muchos casos empeoran cuando se deja de consumir carne sin la adecuada información.

Carnes industrializadas

Cuando un cerdo es alimentado naturalmente, su carne es rica en grasas poliinsaturadas (ácidos grasos de cadena larga), pero cuando es criado a gran escala y no se respeta su alimentación fisiológica, su carne pierde estos valiosos nutrientes además de cargarse de dañosas grasas saturadas y de otras sustancias tóxicas.

En la actualidad la crianza es acelerada con suplementos balanceados y a los animales de naturaleza herbívora se les suplementa alimentos con proteínas animales, totalmente extrañas a su natural sistema alimentario (pescado, huevos) y en muchos casos con presencia de metales pesados.

Además se utilizan pasturas y granos provenientes de monocultivos empobrecidos y de origen transgénico como la soja y el maíz.

A esto se le agrega la aplicación masiva de antibióticos en los alimentos balanceados, luego son administrados por los veterinarios durante la cría para controlar enfermedades y finalmente los utiliza la industria durante el procesamiento.

Con respecto a las hormonas, encontramos las sintéticas como el acetato de trembolona, las transgénicas como la hormona de crecimiento bovino o rBGH y naturales como la progesterona y la testosterona, prohibidas en algunos países. Estas permiten un rápido incremento del peso y aceleran la preñez de las hembras.

Estas hormonas tienen un efecto cancerígeno dentro de nuestro cuerpo cuando se combinan con otras sustancias químicas. Desórdenes hormonales, cáncer de mama, próstata y colon, infecciones urinarias, son algunas de las consecuencias en los humanos.

Somos los destinatarios finales de todos estos elementos: hormonas, antibióticos, metales pesados y transgénicos dado que no se evaporan sino que siguen actuando en nuestro cuerpo al ingerir alimentos que los contienen.

Toxicidad producida por una dieta rica en carnes

Las investigaciones científicas han demostrado que todos los carnívoros tienen gusanos y una elevada incidencia de parásitos en sus intestinos. Un estudio de 1996 realizado por el Ministerio de Agricultura de Estados Unidos demostró que cerca del 80% de la carne picada de vacuno está contaminada de microbios patógenos. La fuente principal de estos organismos se halla en las heces. Un estudio realizado por la Universidad de Arizona reveló que como promedio hay más bacterias fecales en el fregadero de cocina que en el inodoro.

Los gérmenes y parásitos que hallamos en la carne debilitan el sistema inmunológico y se encuentran en el origen de muchas dolencias. La mayoría de las intoxicaciones alimentarias actuales están relacionadas con el consumo de carne. Más de la mitad de los estadounidenses, en su mayoría niños, han enfermado debido a la presencia de bacterias fecales mutantes (E.coli) en la carne. Estos gérmenes son la causa principal de insuficiencia renal infantil en Estados Unidos.

Buena parte de la infestación de la carne con gérmenes se debe a que los animales de granja se nutren de alimentos no fisiológicos.

Los millones de kilos de restos de pollo (heces, plumas, etc) que se recogen del suelo de las granjas avícolas se reciclan para elaborar piensos para las vacas. La industria considera que son "buenas proteínas". También le adicionan restos molidos de animales como pollo, cerdos y caballos muertos. Según la industria darle al ganado forrajes naturales sería excesivamente costoso y además innecesario.

La pregunta es: ¿A quién le preocupa saber de que está hecha la carne mientras parezca carne?

A esto se le suma, como mencionamos antes, la cantidad de hormonas y antibióticos que se le suministra al ganado, en donde los microbios buscan la manera de inmunizarse frente a estos medicamentos, mutándose en nuevas cepas residentes.

Ahora, ¿qué pasa con el pescado? La realidad actual nos muestra que gran parte de ellos se encuentran contaminados por los desechos tóxicos que las grandes industrias vierten en los distintos ríos y mares del planeta. Muchos de estos residuos son metales pesados.

Un ejemplo de esto es el mercurio que llega a las aguas procedentes de las plantas de incineración de residuos sólidos, de las minas y de las centrales eléctricas. Las algas absorben el mercurio, los diminutos animales del zooplancton se comen las algas, luego peces pequeños se alimentan del zooplancton y a partir de ahí el mercurio va ascendiendo por toda la cadena alimenticia hasta llegar a los peces mas grandes que contienen la mayor concentración de mercurio.

También se sabe de los desechos, poco ecológicos, que genera la piscicultura en donde también le agregan sustancias químicas, por ejemplo a los salmones, para darles ese color rosado, que solo tienen los salmones salvajes.

Si vamos a consumir pescado debemos asegurarnos que provenga de aguas lo menos contaminadas posibles, que el pescado sea lo más fresco posible (no se recomienda comer pescado en zonas donde no hay pesca, dado que tiene que recorrer largas distancias que contribuyen a su descomposición) y con una cocción suave y ligera para no coagular sus proteínas.

Lo mismo sucede con cualquier tipo de carne, debe ser una carne proveniente de un animal alimentado fisiológicamente de manera libre y en el campo. Y la cocción de la misma debe ser suave, con un fuego moderado, buscando una cocción mínima que no afecte sus proteínas.

Un dato a tener en cuenta, además de que las carnes asadas a altas temperaturas tienen sus proteínas coaguladas lo cual dificulta considerablemente su asimilación, la grasa que cae por encima de las brasas de carbón generan toxinas que suben a través del humo y se impregnan en la carne.

Por eso es recomendable utilizar leña antes que carbón y exponer la carne cuando esta haya reducido considerablemente su fuego. De todas forlas la cocción asada no es un método que se recomiende para uso habitual.

Ahora bien, visto desde una mirada más holística tanto el Ayurveda como grandes maestros espirituales han sugerido la reducción o eliminación de la ingesta de carne para poder avanzar en la búsqueda de nuestras virtudes más elevadas. Muchas personas han decidido dejar de comer carnes por este motivo, pero en muchos casos, no se han informado de manera suficiente como para mantener sus organismos saludables y libres de carencias. Llevar adelante una alimentación sátvica implica el total respeto de nuestras necesidades físicas y energéticas, valorando y agradeciendo la oportunidad que nos da la vida de recibir el alimento a través de la tierra y haciendo el correcto uso del mismo para que verdaderamente nos aporte toda su vitalidad.

"Uno puede establecer las bases de una vida espiritual moderando y modulando los hábitos de la alimentación y la bebida. Se debe escoger la comida sátvica y no la rajásica. Tomando bebidas intoxicantes uno pierde el control sobre las emociones y las pasiones, los impulsos y los instintos, el habla y los movimientos, y se puede descender hasta el nivel de un animal. Comiendo carne se desarrollan tendencias a la violencia y enfermedades animales. La mente se vuelve ingobernable cuando se abusa de la comida rajásica, y si se consumen alimentos tamásicos no se puede corregir. Para vivir en complacencia absoluta, se tiene que vigilar la comida y la bebida tanto del cuerpo como de la mente"

Sathya Sai Baba, "Sadhana, El sendero interno"

Anti-nutrientes y almidones

Los anti-nutrientes son sustancias que encontramos en los cereales, legumbres y semillas, cuya función es la de proteger al grano o semilla de insectos, hongos o plagas, para que pueda lograr su germinación.

Estos anti-nutrientes si no son neutralizados inhiben la asimilación de ciertos minerales como el hierro, el calcio y el zinc, provocando en muchos casos deficiencias nutricionales como así también otras patologías.

Entre ellos encontramos el ácido fítico, oxalatos, taninos, lecitina entre otros.

En la antigüedad se utilizaban distintos métodos como la fermentación, la activación, el remojo, la cocción suave y la germinación para neutralizar estas sustancias tan nocivas para la salud.

En la actualidad hemos perdido completamente este conocimiento y solemos comer tanto los cereales, como las legumbres y frutos secos de manera cruda, con cocciones rápidas, donde estos anti-nutrientes permanecen inalterables y contribuyen al barrido de numerosos nutrientes.

Pero este no es el único inconveniente, sino también que al consumir masas crudas con cocciones rápidas, ingerimos una gran cantidad de almidones que no son solubles en agua y resultan tóxicas para nuestro organismo.

Las partículas o gránulos de almidón, insolubles en sangre, que se absorben del intestino al torrente sanguíneo el cuerpo no las puede utilizar y son perjudiciales para el organismo. Intenta eliminarlas a través de los principales canales de desintoxicación como el sistema linfático y las glándulas sinusidales, generando mucosidad, piedras en la vesícula y riñones, tumores, cáncer entre otros desequilibrios.

Para evitar esto resulta indispensable fermentar, remojar, cocinar o germinar los alimentos que contengan almidón.

Los cereales deben ser remojados por un periodo no menor a 8hs, con una cucharada de vinagre de buena calidad o jugo de limón para ayudar en su neutralización, y luego cocidos a bajas temperaturas.

Las legumbres conviene germinarlas por 5 días y luego darles una pequeña cocción al vapor para completar el proceso de desactivación de estas sustancias. Si no, se pueden dejar en remojo con alga kombu y luego cocinar a fuego bajo.

Las nueces y semillas conviene activarlas, que es dejarlas en remojo por un período aproximado de 8 horas para desactivar sus anti-nutrientes y despertarlas a la vida.

Las harinas deben ser fermentadas por un periodo prolongado y la soja, una de las legumbres con mayor porcentaje de anti-nutrientes, y que de forma cruda y transgénica es muy perjudicial para la salud, debe ser consumida sólo luego de un proceso de fermentación como es el caso del miso, el tofu, el temphe o la salsa de soja orgánica.

(Ver Foto 3 en Material interactivo)

¿Alimentos Cocidos o crudos?

Toxicidad, perdida de nutrientes y de energía vital (Prana)

El ser humano necesita de un proceso de adaptación y no puede pasar de comer la comida tradicional a comer todos alimentos crudos. Dado que puede ser un cambio muy brusco y puede ocasionar síntomas propios de un procesos de depuración, como puede ser la diarrea, y si bien estos procesos son beneficiosos, pueden ser poco agradables. Finalmente estas adaptaciones nos llevan a pensar que esta dieta nos "hace mal" y así descartamos la posibilidad de ir generando un cambio positivo pero de manera saludable. Por eso es importante comprender que los cambios en la alimentación deben ser realizados de manera paulatina para permitir la correcta adaptación a cada uno de los alimentos que vamos agregando a nuestra dieta.

La alimentación naturista tradicional puede ser una buena opción como camino de transición hacia una alimentación con más vida, con mayor cantidad de energía vital, siempre y cuando tomemos los recaudos necesarios durante la cocción para dañar lo menos posible las propiedades y nutrientes de los alimentos.

Sabemos que en los últimos años el ser humano se ha alejado de la naturaleza y ha industrializado el alimento. Así nacieron las latas, los tetra brick, los alimentos deshidratados en paquetes y con ellos todos los nuevos mecanismos de conservación que fueron necesarios para el crecimiento de estas industrias. Ahora bien, un alimento vivo como ley natural debe morir, cumplir su ciclo de vida, pero esto visto en términos de negocio, no es rentable. Entonces aparecieron los alimentos no perecederos: Alimentos que no perecen. Pero, ¿cuánta vida puede tener un alimento que no perece? Ninguna. Todo alimento saludable perece como todos los seres vivos. Esta es una ley natural. Ahora bien, hay alimentos naturales que perduran un poco más en el tiempo, a diferencia de las frutas y vegetales frescos, gracias a procesos naturales de conservación como es la deshidratación al sol, que si bien los alimentos deshidratados pueden perder parte de sus enzimas, conservan todos sus nutrientes y propiedades.

Cuando nosotros tomamos un fruto de su planta, este inmediatamente comienza a morir, comienza su proceso de descomposición. Por ende, a medida que pasan los días va perdiendo cada vez más su energía vital. Imagínense ¿qué energía puede tener una manzana que estuvo congelada durante meses y que además la irradian para mejorar su conservación? Y ¿qué energía puede tener un alimento que además de esto fue procesado y envasado con fecha de vencimiento por 4 años o más?.

Un punto importante a considerar: si el alimento no tiene sabor ni color es porque perdió todas sus vitaminas y minerales. Perdió sus propiedades. Con lo cual no tiene ningún sentido consumirlo dado que el fin es nutrirnos y ese alimentos está muy lejos de poder hacerlo. En esas condiciones, la única función que cumple es la de "matar el hambre", y para que no nos demos cuenta de que ha perdido sus propiedades, se le agregan los famosos colorantes y saborizantes artificiales.

También es importante considerar que nosotros podemos tener el mejor alimento: orgánico, extraído de nuestra propia huerta, conseguir los mejores cereales, los aceites primera presión en frío, etc. Pero si no sabemos cómo prepararlos estaremos dañando no sólo su energía vital sino también sus nutrientes y propiedades.

Entonces, el tema se vuelve un poco más complejo, no sólo se trata de qué alimento elijamos sino de cómo lo preparamos para que resulte en una nutrición óptima y saludable.

Y esto implica revisar los actuales métodos de cocción dado que muchos de ellos han dado lugar a sustancias tóxicas producidas por la exposición de los alimentos a altas temperaturas. Además de generar pérdidas a nivel energético como así también de minerales y vitaminas, aparece lo que se conoce como MOLÉCULAS DE MAILLARD, que son sustancias tóxicas que podemos visualizar con el color marrón que adoptan los alimentos ante el dorado o tostado de los mismos.

A continuación veremos sólo algunos de los efectos nocivos que tienen sobre nuestra salud los alimentos cocidos, demostrados por numerosas investigaciones:

• La fuerza vital (Prana) de los alimentos disminuye mucho o se destruye. El campo bioeléctrico (energía) se altera y se destruye de manera considerable (se puede observar en las fotos kirlian). Un alimento vivo y bioactivo se transforma en algo muerto o inerte.

• La estructura bioquímica y la composición nutricional del alimento se altera con respecto a su estado original. Las moléculas en el alimento se deforman y degradan. La fibra de los alimentos vegetales se transforma en una sustancia suave y pasiva que pierde su naturaleza de barrido y la calidad de limpieza magnética en el intestino.

• Los nutrientes (vitaminas, minerales, aminoácidos, etc.) se destruyen, alteran y pierden. El grado de destrucción, alteración y pérdida depende de la temperatura, método y tiempo de cocción.

• Se coagulan alrededor del 50% de las proteínas. Una parte de esto se vuelve inutilizable.

• Se crean sustancias tóxicas y "productos secundarios" de la cocción. Cuanto mayor la temperatura de cocción, más toxinas se crean. Freír y asar da como resultado muchas toxinas. Al cocinar grasas y especialmente proteínas se generan distintas sustancias cancerígenas y mutagénicas, a lo que se añade multitud de radicales libres.

• Se crea material de desecho nuevo, que tiene un efecto de obstrucción acumulativo en el cuerpo, y representa una carga para los procesos eliminativos naturales del cuerpo.

• Todas las enzimas presentes en el alimento crudo se destruyen a bajas temperaturas, a partir de los 40 grados centígrados. Estas enzimas llamadas "enzimas alimentarias", son importantes para una óptima digestión. La cocción destruye el 100% de estas enzimas. Consumir alimentos sin enzimas crea una carga extra para el páncreas y para otros órganos y los hace trabajar excesivamente. La digestión de alimentos cocidos roba valiosas enzimas metabólicas necesarias para digerirlos, lo que consume mucha más energía que digerir alimentos crudos.

• Luego de comer una comida cocida, hay un surgimiento de células blancas hacia el tracto digestivo. Desde el punto de vista del sistema inmunitario, cuando comemos comidas cocidas, el cuerpo está siendo invadido por sustancias extrañas y ajenas (tóxicas)

• La población natural de flora intestinal benéfica resulta dominada por bacterias putrefactivas (especialmente de la carne cocida), lo que resulta en disfunción colónica, lo que permite la absorción de toxinas desde el intestino. Este fenómeno recibe varios nombres: disbacteria, disbiosis o toxemia intestinal (toxicosis).

• Se crea una acumulación de placa mucoide en los intestinos. La placa mucoide es una placa gruesa de una sustancia parecida al alquitrán, que es el resultado de mucho tiempo de alimentos cocidos no digeridos, no eliminados, que se pudren en los intestinos. Los almidones y las grasas cocidas, en particular, son culpable principal de la constipación y de la congestión y bloqueo de los intestinos.

• Malnutrición a nivel celular. Debido a que los alimentos cocidos tienen menos nutrientes, además de tener sustancias tóxicas y de desecho, las células individuales no reciben suficientes nutrientes.

• Tendencia a la obesidad debido a comer en exceso. Como las células no reciben suficientes nutrientes, están por asi decirlo "siempre hambrientas" y por lo tanto "demandan" más comida. Es menos probable, también que los alimentos cocidos se metabolicen adecuadamente, lo que también contribuye al exceso de peso.

• De tanto en tanto el cuerpo experimenta crisis de eliminación (también llamadas purificaciones o crisis de curación). Suceden cuando las toxinas se liberan a través de la piel o son enviadas al torrente sanguíneo para ser eliminadas por el hígado, los riñones y otros órganos. Los síntomas pueden incluir dolores de cabeza, fiebre, náuseas, vómitos, resfríos, bronquitis, sinusitis, neumonía, diarrea, etc.

• Parte del material de desecho se acumula en arterias y las bloquea, lo que lleva a alta presión arterial, arteriosclerosis, accidentes cerebro-vasculares, etc. Esto mata aproximadamente, según consideran algunos estudiosos del tema, a aproximadamente la mitad de los norteamericanos.

• En general, el proceso de envejecimiento natural se acelera con los alimentos cocidos. Las personas que cambian a una dieta de alimentos crudos con frecuencia se vuelven biológica y visiblemente más jóvenes.

Los expertos en química de los alimentos han clasificado algunas de estas nuevas sustancias químicas y nos dicen que pueden ser:

Tóxicas, actúan como venenos en el cuerpo

"Pirólisis y riesgos de intoxicación", por el profesor R. Derache,
en "Cahiers de nutrition et de dietetique"
(Revista de Nutrición y Dietética, 1982, p. 39)

Ya en 1916, Maillard demostró que los pigmentos marrones y los polímeros que ocurren durante la pirólisis (degradación química producida por el calor únicamente)... se liberan después de la reacción previa de un grupo de aminoácidos con un grupo carbonilo de azúcares. Aunque aparentemente parece simple, esta reacción es, de hecho, altamente compleja, repitiéndose en oleadas de reacciones sucesivas y formando melanodinas, que son pigmentos marrones que le dan el típico color a cualquier parte de un alimento que ha soportado temperaturas más altas. El número de sustancias que se generan como resultado es muy sorprendente, pues se liberan interminables cadenas de nuevas moléculas: quetonas, ésteres, aldehídos, éteres, alcoholes volátiles, heterociclos no volátiles, etc. Estas innumerables sustancias coalescen en un compuesto complejo y tienen diferentes atributos biológicos y químicos: son tóxicas, aromáticas, peroxidantes, anti-oxidantes, y posiblemente mutagénicas y cancerígenas (las fracturas de ADN pueden ser oncogénicas) o incluso anti-mutagénicas y anti-cancerígenas. Esto quiere decir que calentar los alimentos causa una amplia disrupción en el orden natural de las moléculas. El trabajo de investigación que avala este artículo pone en evidencia más de 50 substancias pirolíticas en las papas asadas, la mayoría de las cuales se originan a partir de piroseínas y tiazol. Sin embargo, Derache también sostiene que "en total, quedan unos 400 productos secundarios para identificar".

¿Qué debemos retener de la enumeración, algo aburrida, de las modificaciones en la estructura de los alimentos provocadas por el calentamiento?

Esencialmente, que la cocción genera un gran número de moléculas complejas, que no existen en estado natural, cuyas propiedades y destinos son desconocidos.

Se ha demostrado que algunas sustancias procedentes de la cocción son tóxicas o cancerígenas.

Algunas moléculas de Maillard irrompibles por nuestras enzimas, están ausentes en el recién nacido y presentes en cantidades relativamente abundantes en las personas mayores. Dichas moléculas podrían participar en el envejecimiento vascular y cerebral prematuro, y en el desarrollo de las demencias seniles, tan frecuentes hoy en día.

Entonces, el famoso color marrón de los alimentos dorados, gratinados, tostados y por ende quemados es una evidencia de la aparición de estas moléculas llamadas de Maillard que son altamente perjudiciales para la salud.

Entonces, si bien es preferible comer alimentos crudos antes que cocidos, a la hora de hacer uso de la cocción podemos considerar que las modificaciones causadas por el calor son más importantes cuando la temperatura supera los 110°C y su tiempo de exposición es largo.

Por lo tanto lo que vamos a buscar es exponer al alimento al menor tiempo posible de cocción (según que alimento) y a la menor temperatura posible.

A la hora de cocinar en hornalla el mejor fuego es el fuego llamado "pelusa" que es un fuego muy suave que se encuentra entre el apagado y el máximo. Como segunda opción sería el fuego mínimo, pero este suele ser alto dependiendo de la cocina que estemos utilizando.

Algunos consejos generales a la hora de preparar nuestros alimentos:

• Cocinar siempre a fuego lento, tratando de no superar los 100° en hornalla. Si utilizamos el horno, el cual no es muy recomendable, tratar de nunca superar los 150°.

• Evitar los asados y las frituras entre 300 y 700°C

• Evitar las ollas a presión dado que pueden llegar hasta los 140°C

• Para los vegetales conviene optar por cocciones suaves al vapor, rehogado o en nituke (ver recetario: Risotto al curry con vegetales al nituke).

• **Cereales**. Deben ser cocidos muy bien y a fuego lento, con dos o tres partes de agua filtrada. Los cereales presentan almidón que no son asimilados por nuestro organismo. Para que esto suceda debemos hacer uso de la fermentación, germinación o cocción para transformar este almidón y que sean de fácil digestión. Pueden ser consumidos crudos sólo si son previamente germinados.

• **Legumbres**. Deben dejarse en remojo, en un promedio de 8 horas junto con un trozo de alga kombu. Luego se cocinan con dos a tres partes de agua, el alga y a fuego mínimo hasta evaporar toda el agua. Para consumir crudos sólo debe hacerse en brotes.

• Para los rehogados o nituke, utilizar grasas con una mayor tolerancia al calor como es el ghee, la manteca, el aceite de coco, el aceite de girasol alto oleico o el aceite de oliva. No utilizar aceites como girasol común, lino sésamo, etc

• Evitar cocinar tanto la leche como los quesos dado que pueden modificarse sus proteínas.

• Si consumimos huevos, es mejor prepararlos en una sartén pincelada con ghee o poche. Cocinar sólo la clara y dejar la yema cruda para aprovechar mejor sus propiedades.

• Cualquier preparación con harina conviene primero dejarla fermentar para transformar sus almidones y neutralizar sus anti nutrientes. Luego cocinar bien de manera lenta y a fuego suave.

Es importante lograr que nuestra cocina deje de ser un laboratorio químico para volver a ser un proceso alquímico de transformación y poder vivir la experiencia de cocinar como una meditación activa donde podamos entrar nuevamente en contacto con ese alimento, con esa fuente de vida, que pasará a formar parte de nuestro ser.

En la foto del material interactivo podemos ver cómo disminuye ligeramente el campo energético del brócoli por causa de la cocción, pero como es una cocción al vapor todavía podemos apreciar parte de su energía vital. Si la cocción hubiese sido a una temperatura mayor no podríamos apreciar absolutamente nada de su energía vital.

(Ver Foto 4 en Material interactivo)

Horno microondas

Si bien en un principio el horno microondas puede parecer inofensivo dado que sólo aumenta su temperatura a 75°, muy por debajo de los 110°, lo cierto es que los alimentos calentados o cocinados en estos aparatos sufren sutiles transformaciones estructurales que podrían ser perjudiciales a largo plazo para el organismo, dado que estos efectos negativos son acumulables dentro del cuerpo humano. A continuación enumero apenas algunas de las consecuencias producidas por el consumo de este tipo de comidas. ¡Pero atención! Muchas de ellas también son producidas por la exposición de todo tipo de aparato electrónico como el celular, las antenas o el wi-fi, que también son generadores de estas microondas en las que estamos inmersos hoy en día.

Comer rutinariamente comida de microondas puede producir:

• Daño permanente a largo plazo debido a "corto circuitos" de los impulsos eléctricos del cerebro.

• Interrupción en la producción de hormonas masculinas y femeninas.

• Los minerales, vitaminas y nutrientes se reducen y alteran, y como consecuencia el cuerpo humano obtiene poco o nulo beneficio de estos alimentos.

• Las sales minerales de los vegetales se alteran y se convierten en radicales libres cancerígenos.

• Crecimiento de tumores cancerosos en estómago e intestino. Esto podría explicar los cada vez más frecuentes casos de cáncer de colon.

• Debilitamiento del sistema inmunológico por las alteraciones causadas en los ganglios linfáticos y el plasma sanguíneo.

• Alteración en las funciones cognitivas provocando pérdida de memoria, de la concentración e inestabilidad emocional.

Una experiencia llevada a cabo por Henry Joyeux apoya esta hipótesis. Se alimentaron tres grupos de ratas con los mismos alimentos preparados de diferentes maneras:

• Para el primero, se calentaron en el horno microondas

• Para el segundo, se cocieron en una olla a presión

• Para el tercer grupo, se administraron crudos o cocidos al vapor suave.

Las ratas del primer grupo rechazaron la comida durante varios días, y después, debido al hambre, terminaron por comer. Luego se inocularon células cancerosas a todos los roedores. El porcentaje de animales que desarrollaron un cáncer fue del 100% en el primer grupo, 50% en el segundo grupo y 0% en el tercero. La conclusión es clara: es mejor no utilizar el Horno microondas.

Una de las formas de reducir la exposición a estas microondas, además de eliminar el uso del horno microondas, es también, reducir el uso del teléfono celular y de todo tipo de aparatos electrónicos y colocar en nuestro hogar una lámpara de sal, que neutraliza los iones positivos perjudiciales para nuestro organismo ionizando nuestros ambientes con iones negativos los cuales son beneficiosos para nuestra salud.

Grasas saludables

En los últimos tiempos y a causa de la mala información, muchas personas creen que las grasas son un componente dañino para el organismo y que hay que evitarlas, dado que son consideradas causantes de muchas de las enfermedades modernas.

Lo cierto es que las grasas cumplen funciones esenciales para el buen funcionamiento del organismo, y tanto la ausencia de estos como el refinamiento y la industrialización de los aceites naturales conducen a distintas enfermedades.

Los aceites esenciales omega 3 y 6 son fundamentales para el buen funcionamiento del organismo pero en proporciones equilibradas, no como en la actualidad, donde existe un exagerado consumo de omega 6 a través de los aceites refinados como el de girasol, maíz o soja.

Como se extraen los aceites vegetales de cocina

Cuando vamos al mercado podemos observar que estas industrias del aceite nos venden sus productos como 100% vegetales y libres de colesterol, aún cuando el colesterol no existe en el reino vegetal.

Todos estos aceites han sido refinados y para extraer los aceites de las semillas se han dado los siguientes pasos:

1) **EXTRACCIÓN CON SOLVENTES QUÍMICOS**: Después de la presión mecánica en frío de la semilla, para obtener el remanente de aceite, las compañías utilizan

un solvente derivado del petróleo, el hexano o heptano, más conocido como gasolina. Las hojuelas de semillas se ponen en contacto con el solvente a una temperatura entre 55° y 65° bajo constante agitación. La mezcla líquida de solvente y aceite es separada de la torta de semilla. El solvente es evaporado del aceite llevándolo a temperaturas de hasta 150°C. El solvente será reciclado para uso posterior. Dentro del aceite podrían quedar residuos del solvente a nivel de trazas. (El umbral en el que los ácidos grasos comienzan a alterarse químicamente es de 110° C).

2) **DESENGOMADO**: El tratamiento se lleva a cabo con ácido fosfórico a una temperatura de 60° C. Este proceso remueve los fosfolípidos y la lecitina. También retira el hierro, clorofila, cobre, calcio y magnesio.

3) **REFINADO**: El aceite es mezclado con una base extremadamente corrosiva de hidróxido de sodio o soda cáustica a una temperatura de 75-90°. Se pierden ácidos grasos esenciales, fosfolípidos, proteínas y minerales.

4) **BLANQUEADO**: Este proceso se realiza con arcillas activadas con ácidos, se retiran pigmentos como la clorofila y el betacaroteno; también ciertas sustancias aromáticas se pierden en el procesos. La temperatura para el blanqueado es de 110° C durante 15 a 30 minutos.

5) **DESODORIZACIÓN**: Se utiliza para retirarle los malos sabores y olores que son producto del mismo procesamiento, ya que no estaban en el aceite natural de la semilla. Es una destilación a vapor hecha a presión. Esto ocurre a 240-270° C, por un lapso de 30 a 60 minutos. Se pierde vitamina E y fitoesteroles y se eliminan residuos de pesticidas.

Las altas temperaturas desnaturalizan el aceite, destruyen sus enzimas y le retiran sus minerales y vitaminas. El resultado final es un aceite muerto, insaboro e inodoro, sin ningún poder nutritivo, al que la industria tiene que ponerle antioxidantes artificiales para que no se vuelva rancio.

Algunos de los efectos de la alta temperatura sobre el aceite son:

• Por encima de los 150° C, las grasas insaturadas se vuelven mutagénicas, es decir, peligrosas para nuestros genes.

• Por encima de los 160° C, se forman los peligrosos ácidos grasos trans.

• Por encima de los 200° C comienzan a formarse los ácidos grasos trans en grandes cantidades.

• Más allá de los 220° C, la producción de ácidos grasos trans aumenta exponencialmente.

El ácido grasos trans se produce cuando ha tenido lugar una transfiguración de la cadena molecular del aceite y los átomos de hidrógeno se han movido de lugar. Son grasas tóxicas para el organismo, crean radicales libres, son mutagénicas y cancerígenas.

Puede que nosotros no sepamos que estamos consumiendo un aceite TRANS pero nuestro cuerpo si lo percibe. Muchos investigadores creen que esta es una de las causas primarias para las enfermedades que más nos afectan en la era moderna: el cáncer y las enfermedades del corazón. Las grasas trans abren camino dentro de los tejidos y se incorporan en órganos como el cerebro, corazón y pulmones.

Consecuencias de ingerir grasas trans

- Agravan la deficiencia de ácidos grasos esenciales
- Interfieren en la producción de prostaglandinas, afectan las paredes arteriales, la regulación de presión sanguínea, la función renal, la respuesta inflamatoria, y el sistema inmunológico.
- Tienen un corrosivo efecto sobre las arterias. Aumentan el colesterol total y disminuye el colesterol bueno HDL.
- Disminuyen los niveles de testosterona
- Disminuyen la eficiencia de la respuesta inmunológica
- Alteran las actividades enzimáticas del hígado
- Reducen la respuesta insulínica (no deseable en los diabéticos)

Margarinas

Estas se obtienen calentado nuevamente el aceite vegetal a temperaturas de hasta 180° C. Luego se le bombardean átomos de hidrógeno- gas a presión-con un catalizador metálico, el níquel, hasta que se endurece lo suficiente. El resultado de la hidrogenación es un polímero con estructura molecular muy similar a la del plástico. El producto final es una grasa altamente tóxica para el organismo. Existen hasta un 60% de ácidos grasos trans en ciertas margarinas con apenas el 5% de ácidos grasos esenciales.

Cuando los aceites naturales son eliminados de la dieta a favor de aceites hidrogenados, el cuerpo es forzado a utilizar estas moléculas grasas desnaturalizadas en lugar de los ácidos grasos ausentes en la dieta. El doctor Igram, científico nutricionista pionero en EE UU., nos describe lo que ocurre en el sistema inmunológico al utilizar estos aceites refinados.

"Las células blancas (leucocitos) son los pilares del sistema inmunológico y dependen particularmente de ácidos grasos esenciales; estas incorporan en sus membranas las grasas hidrogenadas que consumimos, lo cual hace que las células se vuelvan perezosas, ineficientes y que sus membranas se vuelvan rígidas. Tales células son pobres defensoras contra las infecciones, lo cual deja al cuerpo abierto a los trastornos y estragos de un sistema inmunológico comprometido, es decir, el cáncer, las infecciones con levadura y virus de todo tipo que pueden fácilmente ganar terreno. En realidad, una de las maneras más rápidas de paralizar el sistema inmunológico es comer regularmente cantidades significativas de frituras o grasas como la margarina.

El cáncer frecuentemente está relacionado con dietas altas en grasas. Hay evidencia científica que demuestra que las grasas omega 3 inhiben el cáncer y que la deficiencia de los ácidos grasos está asociada a ciertos tipos de esta enfermedad.

El consumo regular de aceites refinados e hidrogenados está asociado a un alto riesgo de arteriosclerosis, enfermedades cardíacas, candidiasis e hipertensión arterial. Estos aceites están presentes en casi todos los alimentos procesados y empacados, desde las galletas que compramos en el quiosco hasta el aceite que usamos en casa.

Ácidos grasos esenciales (Omega 3 y Omega 6)

Los vegetales fabrican grasas a partir de los hidratos de carbono, como forma de almacenar energía solar. Por lo general, las plantas almacenan grasa en las semillas para que el embrión en desarrollo tenga disponibilidad de alimento concentrado hasta que comience a fabricar azúcar por fotosíntesis. También hay vegetales que concentran grasas en sus frutos (la palta, el olivo), y otros que la depositan en sus hojas (la verdolaga). Los animales y los seres humanos podemos producir grasas a partir de los hidratos de carbono, pero principalmente la obtenemos de fuentes vegetales o de otros animales.

Las grasas, además de servirnos como reserva energética, dan origen a compuestos complejos como las vitaminas (A, D, E, K, F), que son parte constitutiva del cerebro y el sistema nervioso, e intervienen en la formación de productos esenciales para el organismo, como el colesterol, las hormonas y los neurotransmisores.

Según su estructura química podemos clasificar a los ácidos grasos en saturados o insaturados. Las **grasas saturadas** se denominan así porque lo enlaces de carbono de la cadena molecular están ocupados (saturados) con átomos de hidrógeno. Es abundante en la grasa animal, es una grasa estable que se solidifica a temperatura ambiente. Es la grasa que el organismo prefiere para producir energía, por eso es la más habitual en los depósitos de reserva.

Cuando hablamos de **grasas insaturadas** nos referimos a las estructuras de ácidos grasos con enlaces libres.

A las **insaturados** podemos dividirlos en dos:

Las monoinsaturadas, que contienen un enlace libre y es el caso del aceite oleico (omega 9) que lo encontramos en mayor porcentaje en el aceite de oliva y de palta. Este aceite no es esencial dado que el cuerpo lo produce, es de un comportamiento estable y puede ser utilizado para producir energía; y los poliinsaturados, con dos o tres enlaces libres, que son considerados ácidos grasos esenciales que como mamíferos no podemos sintetizar y que tenemos que incorporar a través del alimento. Estos son el omega 3 (linolénico) u omega 6 (linoleico).

Los ácidos linolénico y linoleico tienen como función dentro del equilibrio corporal la generación de membranas celulares, síntesis de hormonas, etc. Son grasas inestables y muy sensibles a la oxidación.

La letra griega "omega" nos indica la ubicación del primer enlace doble: en el tercer átomo de carbono (omega 3) y en el sexto (omega 6).

Todas las fuentes de grasas contienen de los tres tipos de ácidos grasos, sólo que la vamos a considerar como un tipo determinado de grasa por su alto porcentaje de ácidos grasos por sobre los demás. Ej.: El aceite de oliva se lo considera moninsaturada pues contiene un 77% de estos ácidos grasos, un 14% de saturados y un 9% de poliinsaturados.

La carencia de ácidos grasos esenciales (AGE) puede producir cáncer, hipertrofia prostática, colesterol elevado, inflamaciones, cólicos menstruales, dificultades en el desarrollo fetal, disminución del coeficiente intelectual, problemas de crecimiento, obesidad, acné, eczemas, psoriasis, diabetes, esclerosis múltiple, enfermedades mentales, problemas circulatorios, reuma, síndrome premenstrual, entre otros malestares.

Para que los AGE puedan cumplir sus importantes funciones deben sufrir varias transformaciones, sobre todo a nivel hepático. Estas reacciones (desaturación y elongación de la cadenoa de carbono) son muy frágiles en el organismo humano y dependen de la presencia de enzimas. Además, son inhibidas por las hormonas que secretamos bajo estrés, y son bloqueadas por el alcohol, la sacarosa (azúcar blanca), ciertos virus, radiaciones, ácidos grasos saturados y ácidos grasos artificiales producidos en el proceso de refinación de los aceites. Por el contrario, estas reacciones son favorecidas por la presencia de ciertos agentes (el cinc, las vitaminas B6 y C, el calcio, el magnesio, etc).

Estos ácidos grasos cumplen una función muy importante en la formación de las membranas celulares. Cuanto más flexibles y elásticas necesitan ser las membranas, mayor es el requerimiento de ácidos grasos insaturados y de cadena larga.

La calidad de una membrana celular dependerá de la calidad de los ácidos grasos que la componen. Una carencia o un desequilibrio entre las dos familias de ácidos grasos esenciales, e incluso una deficiencia en el proceso de transformación, influyen negativamente en todo el cuerpo, especialmente en el cerebro, las arterias y el sistema nervioso.

(Ver Fotos 5 y 6 en Material interactivo)

Existen unas súper-hormonas llamadas eicosanoides (ES) que controlan el equilibrio de todo el sistema hormonal. Son compuestos invisibles, fugaces, y difíciles de identificar. Viven apenas segundos, operan en concentraciones muy bajas y no se valen del torrente sanguíneo para cumplir su cometido; pero en realidad controlan prácticamente todas las funciones biológicas vitales.

Los ES forman una gran familia de compuestos de nombres difíciles: prosta-glandinas, tromboxanos, prostaciclinas, leucotrinos, lipoxinas, etc.

No se fabrican en una glándula específica; todas las células del cuerpo (sal-vo los glóbulos rojos) pueden sintetizarlos a partir de los AGE (Ácidos grasos esenciales). Como ocurre con todo mecanismo hormonal, los ES trabajan por efectos opuestos y complementarios. Dado que son el sistema hormonal más potente, el equilibrio de estos compuestos antagónicos, es lo que nos garantiza protección corporal y buena salud.

Los ES representan el sistema final de control y equilibrio orgánico.

Se los suele, erróneamente, clasificar como "buenos" y "malos", pero por ejemplo: hay ES que generan inflamación y otros, el efecto opuesto, pero am-bos son necesarios.

ALGUNAS DE LAS FUNCIONES DE LOS ES "BUENOS":

-	Reducen la agregación plaquetaria (efecto anticoagulante)
-	Regulan el flujo de sustancias, dentro y fuera de las células
-	Bajan la presión arterial
-	Controlan el nivel del colesterol sanguíneo
-	Dilatan los vasos sanguíneos
-	Regulan la respuesta al dolor
-	Ayudan en el efectivo funcionamiento de la insulina
-	Mejoran la función nerviosa (tranquilizantes)
-	Estimulan las respuestas inmunológicas
-	Regulan el metabolismo del calcio
-	Etc

ALGUNAS DE LAS FUNCIONES DE LOS ES "MALOS":
-	Promueven la agregación plaquetaria (efecto coagulante)
-	Induce a la retención de sal y agua
-	Aumenta la presión sanguínea
-	Contraen los vasos sanguíneos

- Favorecen el proceso inflamatorio
- Deprimen la respuesta inmunológica
- Incrementan l transmisión del dolor

Casi todas las funciones fisiológicas del ser humano dependen del equilibrio entre estos grupos de mensajeros hormonales. Las principales enfermedades (cáncer, problemas circulatorios, artritis, esclerosis múltiple) pueden considerarse directa consecuencia de la síntesis desequilibrada de los distintos tipos ES.

El Equlibrio de los Omegas

El factor primordial en el equlibrio de los ES, es la adecuada presencia de la materia prima básica del sistema hormonal: nuestros conocidos AGE. Para lograr prevalencia de ES "buenos" se requiere adecuada presencia de omega 3 respecto a los omega 6. Para nuestros antepasados esto era algo natural y sencillo, ya que consumían pescado de mar, animales herbívoros que se alimentaban de vegetales dotados de omega 3, semillas, frutos y aceites de presión en frío, principalmente oliva, lino y sésamo).

Uno de los principales problemas de la moderna dieta industrializada radica en el desequilibrado aporte de omega 6 respecto de los omega 3. Esto es debido al consumo de animales alimentados con cereales y de grasas procesadas industrialmente. Tanto en la cría de animales como en la refinación de aceites se eliminan las tradicionales fuentes de omega 3 (pasturas naturales y semillas).

Estudios realizados en EEUU indican que sus ciudadanos consumen entre 20 y 40 veces más omega 6 que 3. Al contrario de los esquimales (caracterizados por tener baja incidencia de enfermedades crónicas) que consumen 3 veces más omega 3 que 6.

A esto se le suma el problema de la oxidación, donde los procesos industriales, que utilizan básicamente aceites poliinsaturados (maíz, soja, girasol) dan lugar a nefastas moléculas reactivas (radicales libres, oxicolesterol)

Los investigadores coinciden en sugerir un consumo de no más de 4 partes de omega 6 por cada parte de omega 3.

Si bien la relación óptima varía según la enfermedad, (ejemplo: según algunos informes, en problemas cardiovasculares el consumo 4:1 entre omegas 6 y 3 está relacionado a un 70% de disminución de la mortalidad de los pacientes estudiados. En cáncer de Colón el consumo de una relación 2,5:1 entre omegas reduce la proliferación de células tumorales), queda claro que resulta altamente efectivo mejorar el aporte de omega 3 en nuestra dieta.

Otro factor que beneficia la síntesis de los ES saludables, es el aporte nutricional de ácidos grasos activados. Estos ya poseen transformaciones que de lo contrario debe realizar nuestro organismo. Es el caso del EPA (ácido eicosapentaenoico) que encontramos en pescados marinos (salmón, sardinas, caballa, atún). O el GLA (ácido gammalinolénico), que se encuentra en la leche materna, en la avena (trazas), en ciertas semillas (borraja, onagra), en algas (espirulina) y en pescados marinos. Otro caso es el DHA (ácido docosahexaenoico), presente en el aceite de pescado. El DHA es componente principal de las membranas celulares del cerebro y su carencia, sobre todo en las primeras semanas de vida, debilita la inteligencia, la función mental y el sistema nerviosos central. Si bien estos ácidos grasos pueden ser sintetizados en el organismo a partir de los omega, el problema radica en la carencia de las enzimas necesarias para realizar el proceso, otro factor que condiciona la síntesis de los ES.

(Ver Fotos 7 y 7-2 en Material interactivo)

El mito del COLESTEROL

Uno de los grandes problemas de salud de la actualidad es el colesterol, que de alguna manera, para muchos se ha trasformado en una fobia. Me refiero a personas sanas que huyen de las grasas saludables pensando que estas son nocivas para el organismo. El colesterol es la sustancia que el organismo utiliza para reparar las arterias dañadas por un montón de sustancias extrañas que ingresan a nuestro organismo a través de alimentos industriales, refinados, grasas trans, etc. Entonces, en vez de estar pensando cuánta grasa me aporta una almendra, que por cierto es una grasa saludable, ¿no sería mejor revisar cuánta gaseosa, harina blanca, edulcorantes o grasas trans estoy consumiendo, las que podrían estar dañando mis arterias?

Cada vez son más los estudios que demuestran que no hay una relación directa entre la ingesta de alimentos altos en colesterol y el aumento de colesterol en sangre. El colesterol no es más ni menos que la venda que utiliza el organismo para reparar las arterias que están dañadas por el alto cosumo de alimentos ácidos, grasas oxidadas y la diversidad de conservantes y colorantes.

Se le ha atribuido la mala fama de ser el principal causante de los problemas cardíacos, cuando en realidad los pacientes con valores bajos de colesterol poseen mayor riesgo muerte o de contraer diferentes enfermedades.

La visión que tienen los médicos hoy está basada en la experimentación con conejos que afirma que los alimentos grasos provocan endurecimiento de las arterias, pero se omiten algunos hechos:

• Los conejos responden con una sensibilidad 3.000 veces mayor al colesterol que los humanos.

• Los conejos, que por naturaleza son animales no carnívoros, y son alimentados a la fuerza con cantidades excesivas de yema de huevo y sesos para demostrar que los alimentos que contienen colesterol son nocivos.

• El ADN y los sistemas enzimáticos de los conejos no están concebidos para el consumo de ácidos grasos, y si puedieran escoger, estos animales nunca comerían huevos o sesos.

• La realidad es que las arterias de los conejos tienen una capacidad muy limitada para responder al daño causado por estos alimentos no fisiológicos para ellos.

Con respecto a otro estudio realizado en Framingham, Massachusetts, hay quienes sostienen que la trasmisión de los resultados ha sido manipulada y que el concepto del colesterol bueno o malo es una gran mentira creada para vender drogas que bajan el colesterol. Estas, por cierto, son muy rentables, dado que casi todos los años los informes modifican los valores promedio de colesterol. Cada vez es más bajo y cada vez hay más pacientes saludables a quienes se los tilda de enfermos por superar estos valores.

Lo que no se les dice a los médicos es que, en la población de Framingham, Massachusetts, aquellos participantes cuyo valor de colestrol bajó durante los 30 años del estudio padecían un mayor riesgo de morir que aquellos cuyo valor subió. Por cada 1% que bajaba el valor del colesterol aumentaba en un 11% la mortalidad por problemas coronarios.

La leche materna está llena de colesterol, porque el mismo es vital para el desarrollo y funcionamiento del cerebro y el sistema nervioso. El colesterol mantiene al intestino saludable. Las hormonas que nos ayudan a lidiar con el estrés son sintetizadas a base de colesterol. Nuestro cuerpo manufactura vitamina D, que ayuda tanto a prevenir a todo tipo de cáncer, usando el colesterol.

El colesterol es la sustancia que el cuerpo más utiliza para repararse. Cuando alguien tiene niveles altos de colesterol es porque hay un tejido del cuerpo que está lastimado y le está pidiendo más colesterol al hígado para recuperarse.

Un estudio Británico reveló que en las zonas del Reino Unido done se consumía mayor cantidad de margarina y menos mantequilla tenían las tazas más elevadas de ataques cardíacos.

También se descubrió que las personas fallecidas de infarto de miocardio tenían mucha mayor cantidad de ácidos grasos nocivos derivados de aceites vegetales parcialmente hidrogenados, en sus tejidos grasos que quienes sobrevivían. Estos ácidos grasos trans envuelven y congestionan las membranas de las células, incluídas las que forman el corazón y las arterias coronarias. De este modo, las células se ven privadas de oxígeno, nutrientes, agua y finalmente mueren.

En la terapia de desintoxicación del Ayurveda (Panchakarma) se le administra al paciente significativas cantidades de ghee (manteca clarificada) que va aumentando su cantidad con el correr de los días. El paciente puede estar alrededor de 10 días consumiendo únicamente ghee, que es un alimento rico en colesterol además de otros nutrientes.

Estos tratamientos se hacen con internación del paciente y con un estricto control diario de un médico especializado en la terapia de Panchakarma. El Ayurveda es una ciencia milenaria que practica este tipo de técnicas desde hace miles de años con resultados sumamente beneficiosos para la salud.

El ghee tiene propiedades curativas muy importantes y tiene la cualidad de penetrar todos los tejidos y remover los doshas (fuerzas que interactúan en nuestro organismo) desequilibrados hacia afuera, induciendo la eliminación de los mismos.

Como conclusión final, invito a que nos ocupemos de revisar que es lo que estamos comiendo que podría llegar a producir un daño en nuestras arterias y por ende el aumento del colesterol.

Es importante mencionar que en situaciones de estrés o trauma el colesterol también sube. Recordemos que cualquier impacto que afecte nuestros sentimientos o emociones, (nuestro chakra cardíaco), podría llegar a manifestarse en nuestro cuerpo físico. Si esto afecta nuestras arterias, es natural que el colesterol salga a reparar. Desde el punto de vista del Dr. Edward Bach, toda falta de afecto o "problemas del corazón" podría llegar a ser causa emocional de los problemas cardíacos.

Por un lado podemos revisar como está nuestra parte afectiva, nuestras relaciones con las personas, la manifestación de nuestros sentimientos y emociones. Y por el otro lado podemos equilibrar desde lo físico, de un modo natural, consumiendo agua suficiente y manteniendo una dieta y un estilo de vida sanos.

Hay muchas hierbas y alimentos que equilibran las concentraciones de colesterol en sangre en niveles convenientes para que el cuerpo funcione óptimamente.

El té verde, si se toma sólo, ha demostrado ser beneficiosos en la regulación del colesterol. También gran parte de las frutas y hortalizas, las almendras, las nueces, el aceite de oliva y de coco, la avena, la cebada, la cáscara de limón o de naranja, etc.

Los frutos secos, además de ser muy nutritivos, ayudan a reducir el colesterol de lipoproteína de baja densidad (LDL) y pueden incrementar el de lipoproteína de alta densidad (HDL). Varios estudios han demostrado que comer frutos secos reduce entre un 25 y un 50% el riesgo de padecer enfermedades coronarias. Los frutos secos son ricos en grasas monoinsaturas y poliinsaturadas además de minerales y vitaminas. Las investigaciones demuestras que las personas que consumen frutos secos pesan menos que las que no lo hacen, pese a su alta densidad calórica (560-700 calorías por 100 gramos).

Lácteos: ¿son recomendables?

Muchos de nosotros hoy nos preguntamos si es recomendable consumir lácteos o no. La realidad es que un lácteo que provenga de la industria no es recomendable, no sólo por el maltrato animal sino por la cantidad de procesos y aditivos que contienen estos alimentos. Por otro lado, está el tema de la proliferación de bacterias que se produce en la leche durante su manipulación, que por más que sean eliminadas con la pasteurización permanecen en la leche, y nuestro sistema inmunológico tiene que lidiar con eso. La pasteurización mata la enzima que permite digerir la lactosa (azúcar en sangre), y por ende muchas personas presentan intolerancia a la lactosa. A esto se le suma el hecho de que mucha gente presenta alergia a la caseína (proteína de la leche). Después de todo este panorama que parece bastante negativo, tenemos la visión del Ayurveda que considera a la leche como una medicina y como un alimento necesario para lograr longevidad y paz mental. También tenemos el ejemplo de antiguas civilizaciones que aun hoy consumen lácteos de manera natural sin presentar los problemas de descalcificación y osteoporosis que presenta gran parte de la sociedad occidental, sobre todo en Estados Unidos. Muy por el contrario, son pueblos longevos cuyo promedio de vida es superior a los 100 años.

Es importante aclarar que la mayoría de los estudios sobre las consecuencias producidas por el consumo de lácteos, están realizados sobre productos de origen industrial, donde no sólo se maltrata a los animales que les proveen su leche, sino que además someten a este alimento a procesos tales como la pasteurización y la homogenización.

Además, se encargan de colocarles vitaminas artificiales, hormonas y una gran cantidad de antibióticos que son suministrados a los respectivos animales, y por lo tanto llegan a la leche y sus derivados. Tomando estas consideraciones, podemos vislumbrar el producto que llega a las góndolas y en consecuencia deducir que estos productos no son recomendables para consumo, dado que están muy lejos der ser el alimento original que alguna vez fueron.

Hay quienes consideran que es antinatural que el ser humano sea el único mamífero que continúa consumiendo lácteos luego del período de lactancia. La realidad es que no es una necesidad consumir lácteos, pero si es una necesidad incorporar los nutrientes que nos provee la leche, y a muchos este detalle se les pasa por alto. Estos nutrientes pueden ser incorporados a través de otros alimentos, aunque para los que no consumimos carne, se empieza a complicar un poco.

En la madurez, el organismo deja de producir lactasa, enzima encargada de digerir la lactosa (azúcar en sangre). La leche provee de esta enzima pero la pierde en el proceso de pasteurización.

El Ayurveda, ciencia milenaria, y otros textos sagrados como los Upanishads consideran a la leche como el "alimento sagrado de la tierra" y ven como una bendición la posibilidad de que otro ser vivo brinde su leche. Esta es una de las razones por las cuales, en india, la vaca es considerada un animal sagrado.

Sin embargo, uno de los mayores inconvenientes es que en la pasteurización se dañan las enzimas que permiten asimilar este alimento. En estado natural posee lactasa y lipasa, enzimas que facilitan el proceso digestivo. Esta es una de las razones por las cuales devienen los actuales problemas de intolerancia a la lactosa (azúcar de la leche) debido a la ausencia de la enzima (lactasa) que la hidroliza. Asimismo, cada vez hay más personas que presentan alergia a la proteína de la leche que puede manifestarse como rinitis o diarrea; la leche cruda, el yoghurt fresco, la manteca y el ghee que no hayan pasado por ninguno de estos procesos, que provengan de vacas libres y bien cuidadas son un alimento muy rico en proteínas y minerales, además de proveer las vitaminas A, D y B12 que no encontramos de manera directa en los alimentos de origen vegetal.

El yoghurt es leche fermentada y se obtiene añadiendo a la leche un cultivo bacteriano. Las bacterias introducidas se alimentan de la lactosa (azúcar de la leche) y desprenden ácido láctico, que es el encargado de espesar la leche para convertirse en yoghurt, y no permite el desarrollo de otras bacterias nocivas. El ácido láctico es también responsable de la destrucción de los residuos alojados en el intestino grueso. Las grasas y proteínas se transforman en sustancias más digeribles para nuestro organismo.

Se lo considera un alimento probiótico, es decir que contiene microorganismos vivos, los cuales ayudan a establecer el balance microbiológico óptimo en el intestino. Mejora el sistema inmunológico y puede ser una opción para las personas que no pueden digerir la lactosa.

Vale aclarar que el yoghurt debe ser fresco, sin cocción y de origen orgánico.

Otra opción para los que no toleran la lactosa es el kéfir, un alimento básico en la dieta de los pueblos del Cáucaso (Armenia, Georgia, Turquestán). Es una leche fermentada carbonatada ácida. Hoy en día se pueden comprar los nódulos de kéfir para lograr esta preparación. El kefirado produce un ácido, fácilmente asimilable, que degrada la lactosa, facilitando la asimilación de la leche.

Esta bebida era preparada con leches puras y recién ordeñadas y este proceso protege a la leche cruda de posibles microorganismos que la contaminen, dado que es un alimento muy sensible a las oscilaciones de temperatura que producen la proliferación de microorganismos. El kéfir ayuda a restablecer la flora intestinal normal, y tiene propiedades antivirales, antibióticas y estimula el sistema inmunológico.

Hay un estudio realizado por el Dr. Francis M. Pottenger, con 900 gatos donde dividió al grupo en dos. A un grupo se lo alimentó con leche cruda y al otro con leche pasteurizada, proveniente de la misma fuente. El primer grupo se mantuvo saludable mientras que el segundo presentó decaimiento, enfermedades cardíacas, insuficiencia renal, hígado inflamado, huesos débiles y disfunción en la glándula tiroides. En la segunda generación de este grupo, los gatitos nacieron con huesos y dientes débiles mientras que en la tercera muchos nacieron muertos y los que sobrevivieron fueron estériles.

Esto nos hace pensar que muchos de los problemas que hoy en día se le adjudican a la leche puede ser para los lácteos de origen industrial mientras que los lacteos naturales no producen tales consecuencias.

Es sabido que el consumo excesivo de proteína animal, incluyendo los lácteos que en muchos países como Estados unidos se consume de manera excesiva, acidifica la sangre. Esto produce una liberación del calcio de los huesos para neutralizar esa acidez, una de las principales causas de osteoporosis. Pero no sólo lo produce la leche sino también un cúmulo de otros alimentos que acidifican la sangre, como la ingesta excesiva de hidratos de carbono refinados (arroz blanco, harinas blancas, etc.), azúcares, carnes, alcohol, bebidas gaesosas, café, te , mate o exceso de estrés.

Por eso es importante tener una mirada global del tema y no quedarnos sólo con una parte.

Los lácteos en general, es un tipo de alimento recomendado para el aporte de calcio. Pero también tenemos otras fuentes, aunque hay que ser cuidadosos con la relación que un alimento puede tener entre su cantidad de calcio y de fósforo. Los niveles altos de fósforo inhiben la absorción del calcio como así también el ácido fítico, muy presente en los cereales y harinas integrales. La relación adecuada para una buena absorción del calcio debe ser 2/1.

Se dice que las semillas de sésamo tienen más calcio que la leche. Esto es verdad, sólo que esta información omite que también tienen más fosforo que la leche, y entonces lo que podamos absorber de cada una es lo mismo. La relación calcio-fosforo de la leche es de 1,27 y la de las semillas de sésamo 1,29, (otros autores señalan 1,88). Igualmente no cumple con la relación 2/1. El alimento que si respeta esta relación son las algas marinas.

Algunas alimentos de origen vegetal con fuentes considerables de calcio son: brotes de alfalfa, algas wakame, algas kelp, algas kombú, semillas de sésamo, amapolas y chía, té verde, agar agar, té banchá, y en menor medida algas nori, almendras, repollo, avellanas, levadura de cerveza, perejil, y semillas de girasol, entre otros.

Otros datos a tener en cuenta

Maestros como Yogananda, en su libro **LA BÚSQUEDA ETERNA**, y Sai Baba en su libro **SADHANA, EL SENDERO INTERNO**, han sugerido el consumo de leche fresca, dado que es un alimento sátvico que desarrolla el intelecto, aspecto de la mente encargado de desarrollar el autoconocimiento, herramienta fundamental dentro del crecimiento y evolución en el camino espiritual.

"Tomen leche o yoghurt, coman frutas y nueces que generan pensamientos constructivos, virtuosos y espirituales" Sai Baba, Sadhana el sendero interno (Edición 2009, página 183).

Es importante considerar que si no consumimos carne y además deseamos suprimir estos alimentos de nuestra dieta por distintas razones, se sugiere no hacerlo sin antes haber contemplado las diferentes formas responsables de sustituir sus nutrientes, que son el combustible necesario para el buen funcionamiento de nuestro organismo.

La alimentación Ayurveda, que puede clasificarse como lácteo-vegetariana, promueve la moderación, y a través del conocimiento de nosotros mismos comprender que hay un alimento que va a ser más adecuado para nosotros, pero también hay que cuidar su cantidad, calidad, forma de preparación, estadio del alimento para lograr el balance justo de nuestra energía.

(Ver Foto 8 en Material interactivo)

Ghee

El ghee es un alimento que se hace a base de leche de vaca y es uno de los alimentos puros más antiguos. Es utilizado como un alimento de curación y su preparación ayuda a promover la claridad personal.

Es el aceite de la manteca vacuna a la cual se le ha extraído el agua y los sólidos. Tiene un sabor ligero, dulce y delicado y no se oxida, por lo cual puede ser conservado por años. Promueve la digestión y contribuye a la asimilación de los alimentos a los que acompaña.

Contiene antioxidantes, vitaminas A, D, E y K. También posee entre un 2 y 3% de ácidos linoleico (ácido graso poliinsaturado esencial) y hasta un 20% de grasas monoinsaturadas.

Según Sushruta, el antiguo profeta Ayurvédico, el ghee edifica la inteligencia y promueve la virilidad. Según el sabio Charaka mejora la memoria y aumenta la inmunidad.

El ghee penetra profundamente todos los tejidos transformándose en un vehículo perfecto para transmitir el poder de los polvos de hierbas, de las esencias y de los medicamentos al organismo. Lo ideal es prepararlo con manteca orgánica y cuanto más añejo sea mayor será su valor medicinal. Es óptimo para cocinar dado su tolerancia a las temperaturas.

Es un alimento que equilibra los tres doshas aunque es especialmente recomendado para Pitta.

No es necesario guardarlo en la heladera dado que los elementos que estropean a la manteca fueron retirados. Se recomienda conservar en frasco hermético y utilizar utensilios bien secos para que no ingrese humedad dentro del ghee.

(Ver preparación del Ghee en recetario natural)

(Ver Foto 9 en Material interactivo)

Vitamina A

La vitamina A o retinol es una vitamina que interviene en la formación y mantenimiento de las células epiteliales, en el crecimiento óseo, el desarrollo, protección y regulación de la piel y de las mucosas. Es un nutriente esencial para el ser humano. Se conoce también como retinol, ya que genera pigmentos necesarios para el funcionamiento de la retina y desempeña un papel importante en el desarrollo de una buena visión.

La vitamina A tiene varias funciones importantes en el organismo como la resistencia a infecciones, la producción de anticuerpos, crecimiento óseo y la fertilidad. Esta vitamina también es muy necesaria para el crecimiento y la diferenciación del tejido epitelial, por ejemplo el del ojo, del aparato respiratorio y gastrointestinal, se requiere en el crecimiento del hueso, en la reproducción y el desarrollo embrionario. Junto con algunos carotenoides, la vitamina A aumenta la función inmunitaria, y contribuye a reducir las consecuencias de ciertas enfermedades infecciosas que pueden ser mortales.

Dado que es otra de las vitaminas de las que se corre riesgo de presentar deficiencias en una dieta vegana es importante considerar los siguientes puntos:

Puesto que la vitamina A preformada se encuentra únicamente en alimentos de origen animal, los veganos consiguen toda su vitamina A de la conversión de carotenoides dietéticos, particularmente del beta-caroteno. Las investigaciones sugieren que la absorción de beta-caroteno de los alimentos vegetales es menos eficiente de lo que se creía previamente. Estas sugieren que la ingesta de vitamina A de los veganos es alrededor de la mitad de lo que los estudios habían sugerido previamente y que la ingesta por parte de los ovo-lacteo-vegetarianos puede ser el 25% menos de lo que se encontró previamente. A pesar de ello, los estudios indican que los vegetarianos tienen mayores niveles de carotenoides séricos que los no vegetarianos. Las necesidades de vitamina A pueden ser cubiertas añadiendo tres raciones al día de verduras de color amarillo oscuro o naranjas, verduras verdes de follaje frondoso, o frutas ricas en beta-caroteno como el melón o el mango. La cocción aumenta la absorción del beta-caroteno, como también lo hace la adición de pequeñas cantidades de grasa en las comidas. Trocear y triturar las verduras también puede aumentar su biodisponibilidad.

La verdadera vitamina A (retinol) sólo se encuentra en grasas animales y en órganos como el hígado. Las plantas contienen beta-caroteno, una sustancia que el cuerpo puede convertir en vitamina A, pero sólo bajo ciertas circunstancias. Es decir, beta-caroteno no es vitamina A. La conversión de beta-caroteno en vitamina A requiere de sales biliares, un producto excretado en la bilis (el líquido que almacena la vesícula) en respuesta a la presencia de grasa en el intestino. En resumen, para convertir el beta-caroteno de las plantas en vitamina A, hace falta la ingesta de grasa. Además los infantes, las personas que padecen de tiroides, tienen problemas de la vesícula o son diabéticos o no pueden hacer la conversión o la hacen muy pobremente. Aun en condiciones óptimas, la conversión no es muy eficiente- toma 6 moléculas de beta-caroteno para generar una de vitamina A. La vitamina A se utiliza para fortalecer el sistema inmune, para permitir la reproducción y para combatir infecciones.

Las personas que deseen llevar una dieta vegana deben poner un mayor énfasis en proveerse, en su dieta, de la suficiente cantidad de beta-caroteno y así llegar a una provisión adecuada de Vitamina A.

Vitamina D

(Ver Foto 10 en Material interactivo)

El estado de la vitamina D depende de la exposición a la luz solar y de la ingesta de alimentos fortificados con vitamina D o bien de suplementos. La exposición solar en la cara, manos y antebrazos entre 5 y 15 minutos al día, se cree que proporciona cantidades suficientes de vitamina D para la gente de piel blanca. Las personas de piel negra necesitan mayor tiempo de exposición. La exposición solar puede ser inadecuada para aquellas personas cuya tolerancia es limitada.

Los bebés, niños y la gente mayor sintetiza vitamina D de forma menos eficiente. Las cremas de protección solar pueden interferir con la síntesis de vitamina D, aunque puede depender de la cantidad de crema aplicada.

Se han observado bajos niveles de vitamina D y una reducción de la masa ósea en algunos veganos residentes en latitudes norteñas que no usan alimentos fortificados o suplementos, en particular niños que siguen dietas macrobióticas y en adultos asiáticos vegetarianos.

La vitamina D3 (colecalciferol) es de origen animal, mientras que la vitamina D2 (ergocalciferol) es de origen vegetal. La vitamina D2 puede ser menos biodispensable que la vitamina D3, lo cual podría aumentar las necesidades de los vegetarianos que dependen de suplementos D2 para cubrir sus necesidades de vitamina D. Si la exposición solar y la ingesta de alimentos fortificados son insuficientes se recomienda ingerir suplementos de vitamina D.

Vitamina B12, ¡Atención veganos!

(Ver Foto 11 en Material interactivo)

Mucho se habla sobre la vitamina B12, una de las vitaminas más importantes en lo relacionado con el desarrollo del Sistema Nervioso e indispensable en la gestación del bebé durante el embarazo. Lo cierto es que las personas que hemos decidido no consumir carne, sólo podemos obtenerla a través de los lácteos, huevos o administrarla a través de un suplemento natural, el cual tiene un costo elevado y no todas las personas pueden acceder a él. Esto puede ser un problema si no tomamos los recaudos necesarios para incorporar periódicamente esta vitamina tan importante para nuestro organismo.

> "La vitamina B12 es sin duda una problemática importante en las dietas vegetarianas, especialmente dentro del vegetarianismo (vegetarianos estrictos). A pesar de que las principales organizaciones mundiales de este movimiento sugieren suplementar la dieta, muchos seguidores no sólo desconocen esta recomendación, sino que afirman lo contrario. Así es como hoy aproximadamente el 80 % de los veganos que no suplementa su dieta con vitamina B12, o con comidas fortificadas con B12, tarde o temprano desarrolla una deficiencia clínica o sub clínica de B12".
>
> Cousens, G. "La elusiva B12" www.gabrielcousens.com

La vitamina B12, pertenece al complejo de vitamina B y fue descubierta en 1948. También conocida como cobalamina debido a que en su estructura química encontramos el mineral cobalto. Es una vitamina hidrosoluble, esecial para el organismo, ya que sin ella el cuerpo no puede sintetizar glóbulos rojos. La cobalamina es necesaria para la fabricación y el mantenimiento de la envoltura de mielina que rodea los nervios y para la construcción de ADN, el material génetico de todas las células.

Con deficiencia de B12 el sistema nervioso, el corazón y el cerebro no desarrollan bien sus funciones. Esto puede producir anemia macrocítica y una gran cantidad de desordenes neuropsiquiatricos.

Es por esto que en el embarazo sea importante chequear los niveles de esta vitamina, ya que si hay deficiencia puede dar lugar a daños permanentes e irreversibles en el sistema nervioso central del bebé.

Esta vitamina también es responsable de convertir los ácidos grasos en energía, y la deficiencia de la misma puede repercutir negativamente por todo el cuerpo, ya que puede afectar a casi todos los sistemas del organismo.

La deficiencia puede producirse tanto por la falta de ingesta como por una absorción deficiente que puede afectar tanto a vegetarianos como omnívoros.

Es importante aclarar que La vitamina B12, que podemos encontrar en algas como la espirulina o los alimentos fermentados como el miso, el tempeh o el chucrut no es B12 activa, sino que es análoga, por lo tanto el cuerpo no la utiliza y esta incluso podría obstaculizar la correcta absorción y funcionamiento de la B12 activa.

Consumiendo asiduamente este tipo de alimentos, vamos a poder apreciar un incremento de vitamina B12 en sangre, pero verificando el AMM (Acido metil malónico) en orina vamos a poder apreciar que la misma no está siendo utilizada por el organismo.

Alguna vez pregunté en un curso de cocina natural: Pero si quiero seguir una dieta vegana, ¿de dónde puedo obtener la vitamina B12 y que provenga de una fuente vegetal? Y la respuesta fue: "de la tierra". Respuesta que me generó aun más interrogantes y me incentivó a seguir profundizando sobre este tema porque en la mayoría de los casos se lo suele tomar muy a la ligera y, como dice el doctor Gabriel Cousens, es una de las problematicas más importantes dentro de los veganos o vegetarianos estrictos.

La vitamina B12 es producida por una bacteria que vive en la tierra. Pero para obtener la B12 de la tierra deberíamos tener las manos en la tierra, cultivar y cosechar nuestros propios alimentos abonados con estiércol humano y aun así no hay estudios suficientes que avalen que de esta manera podríamos cubrir las necesidades diarias de esta vitamina. Sin embargo, si consumimos alimentos orgánicos podríamos optar por no lavarlos y podría llegar a ser una fuente complementaria de esta vitamina, sin llegar a ser la principal. En la actualidad, sobre todo en las grandes ciudades, no sólo estamos muy lejos del contacto con la tierra, sino que nos aseguramos de lavarnos las manos cada hora porque hemos llegado al punto de que nos genere rechazo tener las manos sucias con tierra, cuando es la fuente de nuestro alimento.

Entonces es importante ser conscientes de la realidad en que vivimos y a partir de ahí realizar las elecciones necesarias en nuestra alimentación pero sin generar deficiencias de ningún tipo.

Otro punto a tener en cuenta es que la gran cantidad de agroquímicos que hemos distribuido en los campos ha afectado considerablemente la vida de las bacterias sintetizadoras de B12.

Algunas de estas bacterias se encuentran dentro del aparato digestivo del animal y le proveen de B12, que el ser humano ingiere al consumir carnes, leche, huevos y sus derivados.

Los alimentos vegetales están libres de vitamina B12 activa a menos que estén contaminados con estos microorganismos (generalmente de origen fecal). El Dr. Herbert señala que los vegetales no sintetizan vitamina B12, ya que no lo necesitan para su desarrollo y por ende, tampoco la almacenan.

Por otro lado, dijimos que el sistema digestivo del ser humano, es similar al de los monos. Ellos son frugívoros y su dieta es a base de semillas, hojas, frutas, raíces, e insectos. Es importante destacar que con cada bocado, ya sea de hojas o raíces, también ingieren tierra e insectos y de allí obtienen la B12 que necesitan.

Las necesidades diarias de vitamina B12 para un adulto, sugerida por las distintas organizaciones mundiales de salud, oscilan alrededor de los 2 a 3 microgramos. Son mayores que los requerimientos mínimos, porque están ideadas para conseguir un margen de seguridad por encima de los requerimientos fisiológicos.

Los requerimientos diarios (2 a 3 microgramos) se pueden cubrir con las cantidades de alimentos que se detallan a continuación, cada persona elegirá cubrir sus necesidades nutricionales del alimento que prefiera o puede hacerlo a través de un suplemento dietario:

-       5 grs. De hígado (cocido)

-       3 a 5 grs. De almejas

-       20 a 30 grs. De sardinas

- 80 a 100 grs. De carne vacuna (cocida)
- 80 a 100 grs. de salmón (cocido)
- 80 a 100 grs. De atún
- 120 a 150 grs. De queso fermentado
- 400 a 450 grs. De queso cottage
- 400 a 450 grs. De yogur
- 3 huevos (1 huevo grande aporta unos (0,75 mcg)
- 500 cc. De leche entera

Algunos suplementos dietarios

- Gotas o extractos liquidos: están elaborados con formas biodisponibles de vitamina B12 (metilcobalamina o adenosilcobalamina).

- Parches: son de metilcobalamina y se absorben a través de la piel. Se colocan detrás de la oreja y se usan 1 o 2 veces por semana para mantener los niveles de B12. Cada vez que se usa un parche se lo debe tener en la piel durante 24 hs.

www.souplementosdouglas.com

www.quality-natural-health.com

www.theb12patch.com

Muchas personas llegan a tener deficiencia de B12 por querer sostener ciertos principios ideológicos o filosóficos donde se busca no ejercer violencia sobre el medio que nos rodea, pero en la mayoría de los casos estos principios son mal interpretados o mal llevados a la práctica, dado que se suele caer en la toma de decisiones, desde la desinformación, que afectan considerablemente nuestro organismo. Recordemos que el fanatismo es un estado de desarmonía del ser, de lo cual nos habla Edward Bach en una de sus flores, y nos invita a desarrollar una perspectiva tolerante hacia la vida y sus acontecimientos. La realidad es que por el simple hecho de estar en la tierra ya generamos un impacto inevitable sobre el medio ambiente. Si bien podemos ejercer la menor violencia posible este límite termina cuando comenzamos a ejercer violencia sobre nosotros mismos.

Si por distintas razones decidimos optar por una dieta vegana es importante que sea de manera responsable y con todos los recaudos necesarios para mantener nuestro cuerpo saludable.

¿Vegetarianismo y/o Veganismo?

El vegetarianismo, además de ser un régimen alimenticio cuyo principio es la abstinencia de carne, también es un estilo de vida que rechaza otras formas de utilización de los animales ya sea para producir bienes de consumo y para la diversión humana.

Si bien su origen y desarrollo es mucho más antiguo, en occidente la palabra vegetariano y vegetarianismo aparecieron con la primera asociación vegetariana del mundo que fue la Vegetarian Society fundada el 30 de septiembre de 1842 en Manchester.

Muchas personas creen que el nombre vegetariano viene por llevar una dieta a base de vegetales, cuando en verdad la palabra VEGETARIANO, que proviene del latín VEGETUS, significa: Completo, fresco, lleno de vida.

Dentro de las diferentes dietas vegetarianas, y nombrando las principales, encontramos:

- Ovo lácteo vegetarianos: incluyen en sus dietas huevo, lácteos y miel
- Lácteo vegetarianos: solo incluyen en sus dietas lácteos y miel
- Ovo vegetarianos: no consumen lácteos pero si huevos y miel
- Vegetarianos estrictos: no consumen ninguno de los anteriores.

El termino VEGANO fue creado en el año 1945, en Gran Bretaña cuando nace la Vegan Society (Asociación vegana)

Esta palabra es una abreviatura de la palabra vegetariano (veg-etari-ano) y ambas proceden de la misma raíz latina vegetus.

El veganismo es una filosofía y un estilo de vida que se abstiene por completo del uso o consumo de productos de origen animal. Además de llevar adelante una dieta vegetariana estricta, sin ningún tipo de carne ni alimentos derivados de animales, como leche y huevos. En la vida diaria una persona vegana renuncia además a vestirse con tejidos de origen animal, como la lana y el cuero, entre otros. Tampoco usa productos que hayan sido experimentados en animales para su elaboración, ni asisten a espectáculos en los que se exploten animales: corridas de toros, circos con animales, zoológicos, etc.

Reflexiones

Como pudimos apreciar con el tema de las vitaminas, pareciera que cubrir las necesidades alimenticias de forma vegana no es tarea fácil, aunque tampoco imposible. Pero vemos que hay consideraciones que no podemos dejar de lado como comer la cantidad necesaria de beta-caroteno para alcanzar las necesidades mínimas diarias requeridas, exponernos al sol entre 5 y 15 minutos diarios. Y acá me detengo un momento para hacer una pregunta: ¿Cuántas veces a la semana una persona se toma cinco minutos para exponer su rostro, manos y cuellos al sol? ¿En otoño y en invierno también?. Porque es importante saber que si nuestra única fuente de vitamina D, que es la encargada de absorber el calcio para nuestros huesos, es el sol, debemos hacer de esto un hábito diario. Además de estas consideraciones es fundamental tomar un suplemento natural de B12 activa, aproximadamente dos tomas diarias para mantener los niveles estables de esta vitamina en el organismo.

En lo personal creo que alimentarse, un hecho tan natural e indispensable, debería ser más sencillo y útil y ahí es cuando me pregunto ¿vale la pena llevar una dieta vegana como se plantea hoy en día? Y con esto no estoy promoviendo el maltrato animal, de lo cual estoy totalmente en contra. Simplemente creo que podemos buscar un punto medio donde proveernos de alimentos puros de origen animal, como puede ser un yogur orgánico, sin la necesidad de dañar al animal, sino brindándole todo el cuidado y respeto que se merece.

También me pregunto: si el ser humano es un mamífero que mama durante los primeros meses de su vida, ¿Qué nos lleva a creer que el veganismo puede ser una alimentación fisiológica para el ser humano? Por otro lado, el no consumir ningún alimento de origen animal ¿podría llegar a ser parte del actual proceso evolutivo humano? Creo que deberíamos tener fuentes más confiables de ciertos alimentos, o generar cambios verdaderamente profundos en nuestra alimentación y esto nos puede llevar años, sino generaciones completas. En el "mientras tanto", cambiar leche orgánica por leche de soja transgénica no creo que sea un buen camino.

Considero que ejercer violencia sobre nosotros por no tomar las medidas responsables para nutrir nuestro cuerpo no es un acto de evolución espiritual.

He escuchado a personas malgastar su energía en insultar e incluso odiar a seres que hoy se encuentran bajo el velo de la ignorancia y lucran con el sufrimiento animal, pero que no son más que parte de nosotros mismos, si entendemos al universo como un todo. El odio es una emoción que genera toxinas en cada uno de nuestros campos. Y difícilmente podamos transformar una situación negativa en una situación positiva desde un estado en desequilibrio. Para que haya amor hay que sembrar amor. Si seguimos sembrando odio seguiremos cosechando odio. Es importante que tratemos de ver el bosque y comprender de manera global qué es lo que está sucediendo, qué nos está reflejando esta situación. No olvidemos que la naturaleza entera está padeciendo la acción del hombre, y que hasta nosotros mismos estamos padeciendo decisiones "erróneas" del pasado. Decisiones que hoy nos permiten tomar consciencia para volver a tomar nuevas decisiones que nos conecten, finalmente, con la vida.

El único camino posible para generar el cambio es a través del amor y la compasión, y el primer paso, además de ser compasivos con nosotros mismos, es comprender que el otro, que también es parte de mí, se encuentra en un estadío diferente del proceso evolutivo. Pero que aun así, continúa aprendiendo y creciendo constantemente.

Los Hunza, secretos de una población longeva

Los Hunza son una población que habita al norte de la India, en Pakistan, al pie de los Himalayas. En este lugar se unen los límites del Antiguo Afganistán, la antigua Unión Soviética y China. Es un paisaje imponente e inhóspito con escarpadas montañas cubiertas de nieve aun en verano. La población es de aproximadamente treinta mil ciudadanos y viven una vida libre, saludable, alegre y longeva. Se afirma que los ejércitos de Alejandro el Grande perdidos en la montaña, encontraron refugio en el país Hunza; se casaron con mujeres del lugar y forjaron una nueva raza. Los hunza son de piel más clara que la de todos sus vecinos.

El médico inglés Sir Robert McCarrison, ex director del Consejo de Nutrición de la India (cuando ese país era aun una colonia británica), fue el primero en hacer un estudio serio del país Hunza. Después de tres años de vivir entre ese pueblo, dijo que no pudo observar un solo caso de cáncer, de úlcera gástrica, de apendicitis y de otras enfermedades características del mundo occidental. Las epidemias que asolaban a los países vecinos no afectaban a la gente del valle Hunza, lo cual no se debía a cuestiones del clima, porque en los países cercanos de clima similar abundaban las enfermedades. Tampoco se debía a la raza o a la herencia genética, porque los hunzas que emigraban a otros lugares y cambiaban su alimentación adquirían después de un tiempo las mismas enfermedades occidentales.

Tras un estudio exhaustivo de todos los factores y variables capaces de influir en el estado de salud de los hunzas tales como raza y herencia genética, higiene, alimentación, actividad física, y diversos factores medioambientales, McCarrison concluyó que el elemento causal, decisivo y fundamental de la extraordinaria salud, vitalidad y longevidad de los hunzas es su alimentación, determinando que este es el factor clave.

La salud de los hunzas, concluyó el doctor McCarrison, se debía principalmente, a un modo correcto de alimentarse, incluyendo desde la forma de cultivar sus tierras con abonos exclusivamente orgánicos, sin usar jamás productos químicos que podrían producir una más abundante cosecha, a costa de disminuir la calidad nutritiva de los productos alimenticios. (McCarrison, Nutrition and National Health)

Datos a considerar:

1) El pueblo Hunza conserva salud perfecta hasta mas allá de los cien años;

2) No se considera una rareza que el hombre engendre a los noventa años;

3) Las mujeres de setenta años de edad tienen por lo general la apariencia de una europea de cuarenta;

4) No existen obesos;

5) El promedio de vida es de 120 años;

6) Hasta pocos días antes de morir las personas conservan todas sus facultades físicas y mentales;

7) Personas de mas de setenta años recorren hasta cien kilómetros, subiendo y bajando montanas, sólo con breves intervalos de descanso, en una sola jornada, y al otro día están en su trabajo sin señales de agotamiento;

8) No hay vehículos. Toda la carga se transporta hombros a cuesta;

9) Las mujeres hacen casi tanto ejercicio como los hombres y recorren veinte kilómetros subiendo precipicios y no se considera extraordinario para una abuela tener noventa años.

La alimentación de los hunzas está constituida por granos enteros, toda clase de hortalizas, en especial la lechuga, frutas secas molidas con trigo entero (la fruta más abundante es el albaricoque y lo comen durante todo el año, deshidratándolo al sol para consumirlo en el invierno), leche de cabra, perfectamente agria, y queso sin salar. También comen papas asadas con cáscara y nunca fritas. Jamás consumen azúcar ni pan blanco, ni otros derivados de la harina refinada como pastelería o dulcería, y tampoco conservas envasadas.

El agua que beben es la acumulada en las montañas, con toda la pureza y ligereza del agua de lluvia, sin residuos de los minerales inorgánicos que endurecen las arterias. Comen carne sólo cuando logran cazar algo. Beben vino de frutas como único licor. Según el doctor Allen E. Bunic en su libro Hunza Land, sólo el dos por ciento de la población adulta fuma y lo hace en pipas.

Pero el doctor McCarrison no atribuye la exuberante vitalidad de los hunza exclusivamente a su alimentación natural, con un mínimo de alimentos cocinados y un noventa por ciento de comida cruda.

El mismo médico investigador señala que desde la primera infancia los niños reciben una nutrición natural, puesto que las madres le dan el pecho por tres años a los varones y durante dos a las mujeres. El resultado de esta larga lactancia no se reduce a una salud física más robusta, sino a un carácter más estable, debido a un sistema nervioso mejor nutrido por los insubstituibles elementos de la leche materna y por las impresiones psíquicas de amor, protección y seguridad que se graban en el niño cuando se desarrolla todo el mecanismo de la lactancia, en el que intervienen el arrullo, el abrazo, el acunamiento, el calor y el contacto directo entre el niño y la madre, que le otorga su pecho.

Me parece apropiado observar y aprender de estos pueblos que aun conservan una forma de vida natural en contacto con la tierra y que producen sus propios alimentos con buenos métodos de preparación y conservación, como el secado al sol. Podemos ver también que estos pueblos consumen lácteos en su estado natural y carne esporádicamente y aun así gozan de plena salud, vitalidad y longevidad.

"El alimento es la vida de todos los seres vivos, y todo el mundo lo busca. La piel, la claridad, la buena voz, la larga vida, el entendimiento, la felicidad, la satisfacción, el crecimiento, la fuerza, la inteligencia, todo se fundamenta en el alimento. De todo lo que es beneficioso para la felicidad mundana, de todo lo que se relaciona con los sacrificios védicos y de toda acción que conduzca a la salvación espiritual, se dice que se fundamenta en el alimento"

Charaka

(Ver Fotos 12, 13, y 14 en Material interactivo)

La Sal de la Vida

(Ver Foto 15 en Material interactivo)

Otro de los grandes mitos alimenticios de este tiempo es que la sal es "mala" para el organismo. Cualquier persona que uno encuentra por la calle mantiene este pensamiento y se cuida de consumir la menor cantidad de sal posible por miedo a sufrir de hipertensión.

La sal es nuestra fuente de vida. La vida se creó en el plasma marino. Cada una de nuestras células conservan los genes de este origen. La sal en su estado natural, con sus 88 minerales, es fundamental para el buen funcionamiento de nuestro organismo.

Entonces, ¿cómo este alimento tan rico en minerales y tan necesario para el organismo se convirtió en un veneno cotidiano? La respuesta está en la calidad de la sal que utilizamos para preparar nuestros alimentos.

La sal de mesa que todos conocemos esta muy lejos de ser lo que en verdad es la sal en su estado natural.

Una de las razones por las cuales este alimento se ha convertido en un veneno cotidiano es porque la industria ha desarrollado complicados procedimientos de limpieza y purificación. Y el motivo fue que se descubrió el gran valor industrial del componente básico de la sal que es el cloruro de sódio. El cual es un reactivo perfecto y económico.

Esta sustancia se convirtió en un elemento imprescindible de la industria química y la industria alimenticia también la incorporó como perservante e inhibidor de procesos de descomposición.

El 93% de la sal que se refina en el planeta está destinada a fines industriales, un 4% es utilizada por la industria alimenticia como conservante y de paso con un 3%, "ligan" las mesas familiares los "beneficios" de una excelente "pureza" obtenida de la refinación industrial.

Cabe destacar que el cloruro de sodio como compuesto químicamente puro no existe en la naturaleza. El organismo no reconoce esta sustancia refinada y lo considera tóxica por su reactividad.

A la sal refinada de mesa, además del proceso en el que pierde nada menos que 86 minerales, también hay que sumarle la aditivación de otros compuestos refinados obligatorios por ley.

Hablo del yodo y el flúor, que son minerales tóxicos y reactivos en las formas antinaturales que se adicionan industrialmente. El argumento es que se agregan para resolver el problema de tiroides y para proteger la salud dental pero nadie toma en cuenta que el cuerpo no puede metabolizar la suplementación artificial de yoduros y fluoruros. Estas sustancias generan nitratos en el estómago y son las sustancias cancerígenas más agresivas.

Pero como esto no es suficiente también le agregan dextrosa, un tipo de azúcar para evitar la oxidación del yodo, bicarbonato sódico para que la sal no tome un tinte purpura tras la adición del yoduro de potasio y la dextrosa, e hidróxido de aluminio para evitar el apelmazamiento. Este último metal bloquea los procesos de pensamiento y está asociado a la enfermedad de Alzheimer.

Estos son sólo algunos de los aditivos pero la lista continua.

El sodio contribuye al mantenimiento del equilibrio ácido-base y del balance hídrico y electrolítico del organismo, siendo necesario para la correcta transmisión del impulso nervioso y para la excitabilidad normal de los músculos.

El problema es que a través de la sal refinada consumimos gran cantidad de sodio y de forma inorgánica.

Y que no sólo lo consumimos a través de la sal de mesa sino que encontramos el cloruro de sodio en la mayoría de los productos alimenticios industriales como gaseosas, lácteos, galletitas, panificados, sopas, caldos, tomate envasado, latas, aceitunas, fiambres y embutidos, etc. Existen 44 aditivos basados en el sodio y que en la etiqueta aparecen con una simple nominación numérica como el: E-201 (sorbato sódico), E-211 (benzoato sódico), E-221 (sulfito sódico) y la lista continua. Uno de los más peligrosos es el glutamato monosódico causante de contracciones musculares en la cara y el pecho, palpitaciones, esterilidad, obesidad, degeneración de las células del cerebro, mareos, y cefaleas, entre otros síntomas.

La vida sobre la tierra se generó en el plasma marino, combinación básica de agua y sal que sigue siendo la base de los fluidos internos de vegetales, animales y humanos. En ese "caldo original" se generó la síntesis de aminoácidos que dio lugar a la vida que conocemos.

Desde la visión biofísica se habla de patrones de frecuencia electromagnética altamente ordenados. Cada elemento tiene su campo de vibración electromagnética. La sal presente en el plasma marino posee 88 elementos constitutivos alojados en su estructura cristalina, y por lo tanto incorpora los campos electromagnéticos inherentes a cada uno de ellos.

La red cristalina de la sal marina tiene la capacidad de almacenar la energía solar. Esta energía pasa al estado líquido cuando las móleculas de sal se combinan con moléculas de agua. Por eso la salmuera es conocida como "sol líquido".

Las estructuras geométricas de la sal y del agua dan lugar a la estructura de la salmuera que es una frecuencia que coincide con los patrones vibratorios del planeta, del cual todos los seres vivos somos dependientes para mantenernos en equilibrio funcional.

Los cristales de sal de roca muestran en su estructura un orden equilibrado entre los minerales constitutivos. Tiene un efecto vitalizante en el cuerpo, con ganancia de energía y esfuerzo nulo en el proceso de asimilación corporal.

Los cristales de sal marina son irregulares. Su estructura cristalina se muestra desconectada de los elementos naturales que los rodean. El balance de su ingesta será positivo pero demandará al organismo un requerimiento de energía para su asimilación.

Los cristales de sal de mesa refinada se muestran artificiales, aislados entre si y muertos. Faltan los minerales complementarios. El organismo utiliza gran cantidad de energía para neutralizar su reactividad y utiliza reservas minerales orgánicas. El consumo de esta sal es considerablemente negativo porque drena reservas y energía, no aporta nutrientes y aumenta la toxicidad corporal.

Tanto la sal marina como la sal de roca provienen del plasma marino y se originan por la evaporación del agua. La sal marina se produce en zonas costeras pero hoy en día la gran contaminación del mar por los desechos industriales y los accidentes marítimos afectan directamente sobre la calidad de esta sal.

La sal andina son reciduos de evaporación ocurridas hace 250 millones de años y preservan un patrón energético en su estructura cristalina que la ha preservado de contaminaciones.

La sal de cristal de roca se encuentran en venas blanquesinas o rosaseas lo cual obliga a un proceso de extracción artesanal. La disponibilidad de este cristal de sal de roca se encuentra en el Himalaya y en los plegamientos andinos.

La mejor manera de consumir la sal de roca es preparando una solución salina o salmuera. Solo tenemos que colocar los cristales de sal en agua filtrada y dejar que se disuelva. Cuando el agua llega al limite de saturación no disuelve mas el cristal con lo cual no tenemos que preocuparnos por las cantidades.

Una guía para comenzar a prepararla es de 500 gramos de roca de sal se obtienen 2 litros de salmuera.

Unas tres cucharaditas diarias de esta solución son suficientes para cubrir nuestras necesidades diarias.

Como todo en la vida, no combiene abusar aunque la dosis puede variar según cada organismo.

Preparar nuestros alimentos con excesiva sal los vuelve rájasicos, demasiado estimulantes e irritantes pero una dosis adecuada contribuye a mejorar la digestión de los alimentos.

Si por distintas razones no podemos preparar la salmuera podemos utilizar sal rosada del Himalaya molida.

<u>Algunos de los beneficios del consumo de esta sal son</u>:

- Aporta la energía fotónica del sol, almacenada por años en los critales.
- Aporta 81 minerales biológicamente activos y fácilmente asimilables por las células
- Optimiza la asimilación de los nutrientes presentes en nuestro alimento cotidiano.
- Estimula el drenaje de materias tóxicas, generando adelgazamiento.
- Mejora el estado de ánimo y brinda mayor plenitud energética.
- Estimula el sistema de defensa del organismo.
- Equilibra el ph en sangre.
- Evita la putrefacción intestinal.
- Normaliza los valores de presión arterial
- Favorece la eliminación de metales pesados

"Cada uno ingiere la enfermedad que padece"
Arturo Capdevila

Obesidad:
el mito de los alimentos light y el efecto yoyó

En la actualidad el número de personas con obesidad se ha incrementado considerablemente. Pero si cada vez son más accesibles los alimentos light, ¿cómo puede ser que la obesidad continúe en aumento?

Podemos ver que muchas personas pasan gran parte de su vida haciendo dietas para adelgazar que abandonan al poco tiempo y se culpan a sí mismas de no tener la suficiente constancia para mantener el tratamiento. Esto causa grandes trastornos emocionales, además de incrementar la angustia oral y estimular el efecto yo-yo tras cada intento de retomar estas "dietas", que lejos de producir un adelgazamiento, en la mayoría de los casos promueven el aumento de peso en el mediano y largo.

En las últimas décadas, tanto la moda de todo el mundo como las publicidades nos vendieron que estar a la moda era estar flaca. Por lo tanto, quienes tenían algún "rollito" de más comenzaron a estar de alguna manera marginadas o excluidas, dado que no cumplían con los "estándares de belleza". Y sin embargo, en rasgos generales, en la condición humana existen diversos cuerpos. Hay un cuerpo para vata, que son personas delgadas con poca masa muscular, otro para Pitta, con un cuerpo promedio y otro para Kapha que suelen tener un incremento mayor de masa corporal por sobre el resto.

Lógicamente las personas que tienen un predominio de grasa y azúcar (Kapha), que tienen tendencia a la obesidad, deben reducir el consumo de estos para lograr un balance armónico. El tema es que en vez de promocionar un consumo moderado de estos y en estados naturales, la industria alimenticia se encargó de buscar, sin importar las sustancias que sus productos contenían, la forma de reemplazarlos completamente por alimentos que tuvieran el mismo sabor pero que no contengan grasas ni azúcar.

Es aquí donde nacen los productos light o bajas calorías, que lejos de ser un alimento nutritivo que favorece el adelgazamiento, promueve un incremento en la ingesta, y como consecuencia el aumento de peso.

Cuando una persona se priva de comer lo suficiente y no satisface las necesidades energéticas y nutricionales del cuerpo, al día siguiente estará buscando más comida porque las células están "hambrientas" de nutrientes para poder cumplir con sus funciones en el organismo.

El cuerpo es incapaz de digerir los alimentos bajos en energía, lo convierte en grasa y residuos que obturan el sistema linfático, digestivo y circulatorio.

Durante un período de "dieta", lo que conocemos como restricción alimenticia, el cuerpo lo traduce como un tiempo de hambruna dado que de manera repentina dejamos de ingerir gran parte de los alimentos que veníamos consumiendo. Estas dietas no suelen durar mucho dado que el período de hambruna no se puede sostener por mucho tiempo y finalmente uno vuelve a consumir alimentos como de costumbre. Pero esta vez el consumo es mayor dado que el cuerpo intuye que ese período de "hambruna" puede repetirse, y por eso genera depósitos grasos a fin de estar preparado para el próximo. Después de cada ayuno voluntario se aumenta más de peso y esto es conocido como el "efecto yoyó".

Los alimentos bajos en energía como los llamados "light" agotan la energía del cuerpo y con ello debilitan el metabolismo, con lo que resulta cada vez más difícil metabolizar incluso los alimentos light y perder peso.

Estos alimentos ligeros estimulan el apetito y hacen que las personas ingieran mayor cantidad de alimentos, en vez de perder peso. Cuanto más energía enzimática contienen los alimentos, más pronto nos sentimos satisfechos, y por ende el consumo es menor. No sólo los alimentos light carecen de energía y no producen saciedad, esto también sucede con los alimentos refinados y procesados.

Puede haber muchas calorías en los productos de harina blanca refinada pero el cuerpo no es capaz de utilizar esta forma de energía muerta.

La pérdida de peso se produce espontáneamente cuando quedan reestablecidos los mecanismos naturales de regulación del peso. El exceso de peso corporal es un síntoma de tratorno del sistema digestivo y del metabolismo. Además es un signo de toxicidad crónica en el cuerpo.

Uno de los reemplazos importantes en la dieta fue el azúcar, que en vez de promover un consumo reducido y de azúcar mascabo que se obtiene de la evaporización del jugo de la caña de azúcar, sin ningún tipo de refinamiento, se decidió intentar la eliminación de la misma de la dieta y reemplazarla por sustancias químicas que proveen el mismo sabor dulce.

Es importante aclarar que estos sustitutos sólo engañan a la lengua, al sentido del gusto, pero en ningún caso reemplaza la necesidad nutricional natural del cuerpo de incorporar grasas esenciales y azúcares naturales.

Cuando uno consume un azúcar refinado, el cuerpo se prepara para recibir ese alimento dulce que está ingresando, pero lo metaboliza rápidamente porque no aporta nutrientes.

Cuando consumimos un edulcorante, el cuerpo recibe la señal a través de nuestras papilas gustativas, se prepara, el páncreas segrega la insulina y no sucede nada. Todo este mecanismo es disparado en vano. Y como no hubo saciedad el cuerpo va a pedir más y más.

Cuando consumimos azúcares de buena calidad, el cuerpo la metaboliza muy bien y además genera saciedad por la cantidad de nutrientes que aportan.

Las principales fuentes de azúcares naturales que debemos considerar son las frutas frescas, las frutas pasas o deshidratadas, los frutos secos, la miel y el azúcar integral o tipo mascabo, en ese orden.

El azúcar rubia, negra o blanca son distintos estadios del azúcar que pasan por distintos procesos de refinamiento. Estos azúcares no son recomendables dado que elevan de manera considerable la glucosa en sangre que junto con las harinas refinadas son la principal causa de la diabetes.

Suele suceder que las personas que consumen grandes cantidades de azúcar, golosinas y chocolates, por lo general no consumen frutas, frutos secos, ni miel, y mucho menos azúcar de buena calidad.

De esos alimentos reponen su energía y es lo que su cuerpo conoce.

Si nosotros comenzamos a responderle a nuestro cuerpo, ante un llamado de algo dulce, con una fruta, frutos secos, miel, o algún postre o repostería integral y con azúcar mascabo, no sólo le vamos a producir un bien sino que al cabo de un tiempo, el mismo cuerpo comenzará a pedir estos alimentos. De esta forma iremos generando el hábito en el organismo y como el cuerpo es inteligente nuestra mente traducirá el próximo pedido de azúcar en fruta, nueces, miel, o un alimento más natural e integro.

El esfuerzo se producirá tan sólo los primeros días, porque uno no le quita al organismo lo que necesita, como en las dietas para bajar de peso convencionales, sino que le indica: "esto que me pedís te lo doy de una fuente más saludable y completa". Y el cuerpo inmediatamente va a responder satisfactoriamente a este cambio.

Cuando uno adquiere este nuevo hábito podrá ver que el consumo, en cantidad, es menor que si comiera alimentos refinados, dado que al ser alimentos integrales la saciedad se produce antes que con los alimentos refinados.

Cuando uno consume alimentos orgánicos, naturales e integrales el cuerpo se armoniza, vuelve a su estado de orden porque estamos consumiendo alimentos que están alineados con el orden universal.

No violencia (ahimsa)

¿Realmente comprendemos este principio?

Los rishis (sabios) defienden ahimsa- vivir en armonía con todas las formas de vida por medio del acto transparente y consciente de la no violencia y sin provocar heridas. El principio vivo de ahimsa dice que cada forma de vida- que incluye el espacio, el aire, la tierra, los bosques, e incluso un grano de arena- posee conciencia y energía.

No violencia contra toda la existencia, comprendiendo que toda la creación es necesaria y parte de nosotros, como nosotros somos parte de esa misma existencia, que nos nutre y nos desarrolla permitiéndonos el don de la vida. Respetar toda forma de vida no es un mandato, es una necesidad cuando uno entiende que nunca es un ser separado de los demás, sino integrado a todos los demás. Respetar significa tener una actitud de respeto hacia los demás y hacia uno mismo.

"A" significa no y "Himsa" significa violencia. No violencia física, no violencia mental, no violencia espiritual. Por extensión significa no matar. Bien entendido esto, significa que todos formamos parte de un solo ser, la existencia, y estamos en constante estado de interdependencia con los demás.

Desde la mirada del Yoga:

"...un yogui debe respetar entonces toda forma de vida, esto incluye a los cinco reinos de seres vivos: Plantas, Animales, Bacterias, Protozoarios y Hongos. Y los respeta, porque es un ser vivo, con los mismos derechos que los demás seres vivos.

Pero este amor hacia los demás y esta actitud de respeto podría impedirnos comer, puesto que para comer uno debe eliminar otras vidas, sean estas vegetales o animales, porque de lo contrario al uno no comer, estaría ejerciendo la violencia contra sí mismo.

Por otro lado, muchas enfermedades están causadas por microbios, bacterias y hongos, que en teoría debemos combatir para estar sanos. En nuestro cuerpo, los glóbulos blancos en ocasiones deben atacar a seres vivos pequeños, que nos invaden o hacen un uso aparentemente indebido de nuestros recursos corporales. Por esta razón, no ser violento y no matar es prácticamente imposible. Uno para vivir debe nutrirse de vegetales o animales. Un vegetariano no es una persona menos violenta que un carnívoro o un carnívoro-vegetariano.

Matar un animal o una planta es según mi perspectiva, exactamente lo mismo.

El problema es cómo, con qué actitud cumplimos con nuestro deber de especie como seres humanos. Una cosa es matar para comer lo necesario y otra cosa es destruir sin sentido. Una cosa es defenderse de una agresión y otra cosa es agredir a los demás por mero placer, o autoagredirse. Uno puede agredir sin ser violento y puede ser violento sin agredir. La agresión es un mecanismo de defensa para proteger nuestro propio ser, a nuestros seres queridos, nuestras posesiones o nuestros espacios.

"La violencia es la utilización de medios físicos para causar un daño orgánico a un ser vivo. Cuando nosotros debemos comer, estamos comiendo seguramente algo que ha sido quitado violentamente a un ser vivo: vegetal o animal. Pero si lo hacemos sin ira, sino por necesidad, estamos totalmente de acuerdo con la ley natural de la Tierra y del Universo".

Swami Maytreyananda

El vegetarianismo planteado desde un lugar saludable, con la disciplina y a su vez la flexibilidad necesaria para transitar las distintas situaciones de la vida, puede ser un camino de salud y dicha. Podemos decir que ejercemos menos violencia, (lo cual no implica que no ejerzamos) dado que los vegetales si bien tienen emociones y sentimientos no tienen sistema nervioso, que es tal vez por donde se transmite el dolor, como tenemos los animales y los humanos. Por ende es posible que no estemos produciendo dolor físico, aunque si energético.

"Cualquier cosa que tiene vida intenta permanecer viva. Ninguna criatura viva voluntariamente se daría como alimento para otro ser vivo. Los animales, los pájaros y los peces, como los humanos, sienten el deseo de vivir. También lucharán, llorarán y sentirán el dolor de ser heridos, así como lo sienten cuando son capturados y se les amenaza con matarlos. La única diferencia es que los animales no pueden expresarnos verbalmente la agonía que se sienten. Se ha divulgado que cuando se mata a los cerdos, estos lloran de una forma similar a los seres humanos."

(Lluvias de Verano, Mayo 1996)
Sathya Sai Baba

El alimento nos permite recordar...

Según el Ayurveda, el alimento es la fuente fundamental por donde se transmiten la memoria, la energía y las vibraciones del universo. El alimento conserva los cinco elementos. El alimento es memoria. Comer es recordar. El alimento es el transformador de conciencia más poderosos de la vida humana.

Todas las entidades físicas del universo están constituidas por los cinco elementos (éter, aire, fuego, agua y tierra). Estos cinco elementos nutren los cinco elementos del cuerpo y preservan el correcto funcionamiento de la trama de la memoria. Al reconocer esta conexión integral entendemos que cada bocado es una bendición de la Naturaleza.

Cada semilla originaria posee en su interior códigos genéticos que resuenan y ensamblan perfectamente con los mismos códigos genéticos que hay dentro de nosotros. Cuando esta genética es modificada, el cuerpo no reconoce el alimento, y se generan deficiencias en su digestión, y por ende en su asimilación.

Se dice que este cambio genético incluso puede ser más perjudicial que los agroquímicos y pesticidas.

Los alimentos orgánicos provenientes de semillas originarias son los que completan el proceso de nutrición tanto a nivel físico por el reconocimiento del organismo como a nivel energético. Satisface todos nuestros planos de existencia. Y esto es lo que mantiene a nuestros pensamientos sanos y a nuestras emociones equilibradas.

Las semillas originarias nos permiten sintonizar directamente con los códigos genéticos del universo que están impregnados en los alimentos.

"Cada individuo tiene el poder de curarse a sí mismo. El Ayurveda, la ciencia de la vida, ofrece a todos la posibilidad de recobrar la salud por medio del entendimiento del cuerpo y sus necesidades. Con una mente clara y un cuerpo sano es más fácil cumplir el propósito de nuestra vida."

Alimentos con Vida

(Ver Foto 16 y 17 en Material interactivo)

Para que un alimento dé vida tiene que estar vivo. Si nosotros buscamos reponer nuestra energía vital es fundamental saber que la única fuente de calidad son los alimentos crudos. Pero, como vimos anteriormente, no todo se puede consumir crudo. Dentro de la alimentación viva o Raw Food encontramos una dieta a base de frutas y hortalizas frescas, nueces y semillas activadas (remojadas por un período no menor a 8 horas), aceites vegetales de primera prensión en frío, brotes y germinados. Una de las motivaciones fundamentales de la alimentación viva es buscar mantener la mayor cantidad de energía vital de los alimentos y conservar las enzimas, necesarias para el proceso digestivo. Estas enzimas son moléculas proteicas que catalizan reacciones químicas. En este caso favorecen la digestión, la absorción de nutrientes, reducen el daño ocacionado por toxinas y armonizan el sistema inmunológico. Si no adquirimos estas enzimas a través del alimento, el cuerpo gasta mucha energía en digerir una comida sin enzimas generando gases, eructos, hinchazón abdominal, acidez, alergias e intoleranicias. Todas causas de la carencia de enzimas en nuestra alimentación.

Las fuentes naturales de enzimas son los vegetales frescos, las frutas, los brotes y germinados, las algas marinas y los alimentos fermentados como el miso, el kéfir y el yogurt.

En reemplazo del método de cocción se utiliza el amasado de vegetales para ablandar su fibra y facilitar su digestión, la germinación para consumir cereales y legumbres con sus almidones transformados y anti-nutrientes neutralizados y la deshidratación, que si bien genera pérdida de enzimas, es un buen método para realizar galletas y masas con semillas y vegetales sin cocción. Se sabe por numerosas investigaciones el poder terapéutico que tiene esta alimentación, que restaura el estado de salud y refuerza el sistema inmunológico.

La historia de la Alimentación Viva se remonta a tiempos muy antiguos. En algunos relatos de Herodoto se menciona que algunos griegos han vivido 200 años, alimentándose principalmente de comida viva. Otro grupo longevo que hacía uso de esta alimentación fue el de los Esenios. Pitágoras estudió con ellos, aprendió sobre los alimentos vivos y luego llevó este conocimiento a Grecia, donde más tarde Platón y Sócrates se enriquecieron con sus estudios. Hipócrates, el padre de la Medicina, propiciaba la exclusiva utilización de los agentes naturales como la alimentación cruda, el agua, el ayuno, y los ejercicios.

El Dr. Max Bircher-Benner (1897) también comenzó a utilizar las virtudes de la Alimentación Viva en su clínica. Sostenía que la única manera de hacer desaparecer las enfermedades "incurables", es haciéndose consciente de las leyes naturales de la vida.

En los años ´80, Ann Wigmore organizó y popularizó el conocimiento que hoy constituye un movimiento ecológico, basado en el estilo de vida de la alimentación viva. Ella misma, luego de haberse curado de un cáncer, es un ejemplo de que la dieta de alimentos vivos puede proveer al cuerpo de todo lo necesario para una óptima salud, armonía y vitalidad. Además, establece las condiciones para que el cuerpo se cure a sí mismo a través de una dieta viva, rica en enzimas. La Dra. Wigmore, afirma que sólo existe una enfermedad, la malnutrición, la cual se manifiesta de diversas maneras en el cuerpo.

Hoy podemos encontrar al Doctor en medicina Gabriel Cousens, también médico Homeópata, Ayurveda y Psiquiatra, y uno de los referentes actuales a nivel mundial ya que ha realizado numerosos trabajos basados en una alimentación consciente, vegana y cruda. Es fundador de la Fundación Tree of Life un centro de salud y de retiro ecológico espiritual comprometido con todas las fuerzas curativas vitales para la búsqueda de la armonía entre cuerpo, mente y espíritu

En la Alimentación viva se entiende a la salud como un estado de armonía con el medio amiente y se propone la desintoxicación a través del alimento y de otras prácticas naturales como el lavado intestinal, las limpiezas hepáticas y los ayunos.

Influencia del alimento en la meditación

De acuerdo a cómo sea el alimento que consumimos, así serán nuestras emociones y pensamientos, y esto afecta directamente sobre nuestra práctica de meditación.

El estado meditativo es un estado sátvico, de calma y pureza. En él, nuestros pensamientos se aquietan y nuestras emociones vibran en estados positivos del ser como la alegría, la amistad, la paz y el bienestar. Cuando uno practica meditación, lo que hace en verdad es realizar diferentes técnicas como concentración, visualización, pranayama, mandalas, repetición de mantras, etc., que nos inducen a ese estado meditativo. Pero para que esto suceda, tanto el cuerpo como nuestra mente y emociones deben estar en un óptimo estado de salud.

Si queremos llevar una vida sátvica, de pureza, calma y felicidad, debemos revisar las elecciones que hacemos en nuestra vida. Si estas elecciones son sátvicas, entonces nos van a nutrir de esta energía. Por lo tanto, recordemos que si elegimos alimentos sátvicos (cereales bien preparados, legumbres, vegetales y frutas frescas, aceites de primera prensión en frío, nueces y semillas, ghee, manteca, leche fresca y yoghurt orgánicos), con métodos apropiados de cocción, nos estaremos nutriendo a nivel físico, mental y espiritual, con lo cual lograremos un estado de armonía en todo nuestro ser. Esto es una contribución invaluable para alcanzar el estado meditativo de calma y serenidad interior.

Ayurveda

Factores que influyen en el acto de comer

Factores que influyen en la alimentación	
Cualidades naturales de los alimentos	Son inherentes a cada alimento. Algunos son más pesados que otros. Los primeros deberían conformar un tercio de la comida y los segundos no más de la mitad. Elegir alimentos de más fácil digestión.
Lugar de crecimiento, preparación y consumo de los alimentos	Todos los alimentos deben estar "vivos" para poder dar vida. Evitarse la comida recocida, medio cruda, inmadura o muy madura, quemada, con mal aspecto o sabor, rancia o por cualquier otro motivo que nos genere rechazo. Los alimentos refrigerados se vuelven pesados. No cocinar ni guardar los alimentos en recipientes de aluminio. Moler las especias cuando se van a usar. La comida y las bebidas frías están contraindicadas.
Combinación de los alimentos	Si mezclamos alimentos cocidos y crudos en una misma comida, la cantidad de uno debe ser menor que la del otro.

Cantidad de alimentos ingeridos	Sólo se puede ingerir la cantidad de alimento que se pueda digerir según nuestro fuego digestivo. Tomar más o menos alimentos es llamar a la enfermedad. La sugerencia es que un tercio de la cámara gástrica se llene con alimento sólido, un tercio con líquido y el restante debe quedar vacío para la libre circulación de los doshas.
Clima y hora del día	Se sugiere consumir alimentos con características contrarias y que equilibran al clima del momento. También se sugiere comer la comida principal en el almuerzo.
Estado de la persona que come	El comer nos conecta con la fuerza de la conciencia de la vida. Es importante dar las gracias al universo por el alimento que nos brinda. Controlar el alimento nos da la capacidad de controlar otros aspectos de nuestra vida porque somos lo que comemos.
Reglas de la alimentación	Factores individuales a considerar:
	- el efecto sobre la mente
	- nuestra constitución psicofísica
	- desequilibrio presente en los Doshas
	- edad
	- capacidad de digestión/ agni: fuego digestivo
	- régimen de vida
	- época del año

Recomendaciones generales

"Incluso la comida, que es la vida de los seres vivos, si se la toma de manera inadecuada destruye la vida, mientras que el veneno, que por naturaleza es destructor de la vida, si se lo toma de la manera adecuada actúa como un elixir"

Charaka.

Estas recomendaciones deben ser adaptadas a la situación particular de cada persona.

• Comer alimentos calientes que estimulan el fuego digestivo

• Comer alimentos debidamente combinados, en la cantidad adecuada y luego de haber digerido bien la comida anterior.

- Comer en un lugar agradable y tranquilo y con personas afectuosas para que la mente no este deprimida.

- No comer ni con prisa ni con demasiada pausa para apreciar las características de lo que se está comiendo.

- Comer de manera consciente, considerando la propia constitución y lo que le hace bien o no a nuestro cuerpo.

- Comer cuando se tiene hambre y no comer cuando no se tiene.

- Evitar comer si estamos enojados, deprimidos o cualquier otra alteración emocional que pueda perturbar la digestión.

- Mantener un intervalo amplio entre comidas.

- Asegurarnos que la fosa nasal derecha funcione correctamente.

- El alimento es el universo mismo que se ofrece a nuestro fuego digestivo para mantener y sostener nuestra vida. Agradecer a la naturaleza y/o creador por esta maravillosa oportunidad de poder alimentarnos.

- Evitar cocinar sólo para uno, el don del alimento es el mejor de todos los dones.

- Alimentar los cinco sentidos: observar la comida, apreciar su aspecto y aroma, escuchar los ruidos durante su preparación, comer con las manos para apreciar su textura, masticar bien cada bocado.

- Sentir reverencia y amor por la comida porque pronto formará parte de nosotros y la carga emocional que esta contenga se incorporará profundamente a nuestros tejidos.

- Para ayudar al proceso digestivo realizar un paseo de 100 pasos luego de cada comida. Pero no hacer ejercicios, tener relaciones sexuales, estudiar, ni dormir hasta una hora después.

- No consumir alimentos pesados o que produzcan saburra lingual como el yoghurt o el sésamo después de la puesta del sol.

- Nunca despreciar la comida

Otras recomendaciones o sugerencias del Ayurveda

- Además de agradecer el alimento a Dios también agradecer a la persona que los preparó

- Compartir el alimento con quienes lo necesitan

- Consumir el mejor alimento que podamos conseguir pero que esté adaptado a nuestro presupuesto.

- Elegir preferentemente los alimentos sátvicos

- Preferir comer en el hogar y respetando los mismos horarios

- Comer en un ambiente tranquilo y a veces en silencio para estimular la conciencia

- A lo largo del día consumir alimentos variados que contengan todos los nutrientes

- Utilizar especias y hierbas sátvicas para favorecer el proceso digestivo
- Beber agua pura, tés de hierbas, jugo de frutas caldos y/o leche de almendras
- Aprender a combinar los alimentos
- Ayunar una vez a la semana según nuestro tipo constitucional
- Realizar un cambio hacia la alimentación sátvica de manera paulatina y con los recaudos y guías necesarios.
- Cada persona es única y las necesidades de nuestro organismo son distintas y cambiantes.
- No trabajar, leer o mirar televisión mientras comemos.
- Evitar los almuerzos de trabajo
- Valorar cuánto alimento se requiere antes de comenzar a comer. Consumir alimentos sólo cuando el cuerpo lo requiera y tenga apetito.
- Ser conciente de los almientos que, según nuestro Dosha, provocan desequilibrios si son consumidos en exceso.
- Evitar alimentos y bebidas heladas dado que interfieren en la digestión.
- No beber leche o lácteos con las comidas. Estos pueden acompañar cereales, harinas, alimentos dulces o nueces.
- No cocinar con miel ni calentarla. En frío es un néctar pero en caliente se vuelve tóxica.
- Evitar los lácteos de noche

En las personas sanas se considera que un cambio hacia una alimentación saludable puede llevar aproximadamente 2 años. Se sugiere pasar de los alimentos támasicos o rájásicos a los alimentos sátvicos y luego pasar a los alimentos según cada dosha.

Es bueno y sano comer en un ambiente familiar, afectuoso y cálido. El Ayurveda no promueve la alimentación individualista.

Los alimentos sátvicos son adecuados para todos los tipos constitucionales. Elegir alimentos sátvicos en estado de salud permite compartir en familia.

El Ayurveda sostiene que lo que daña es la repetición habitual, no la ingesta ocasional, y propone comer con conciencia, teniendo presente que la vida nos provee del alimento a través de la naturaleza para nuestro propio bienestar físico, mental y espiritual.

"El médico sabio no cura con medicamentos mientras pueda hacerlo con una dieta adecuada""

Maimónides (1135-1204)

Guía de combinación de alimentos

Esta guía es sólo una orientación general de cómo combinan mejor los alimentos y cuáles no son compatibles entre sí. Respetar estas compatibilidades favorece el proceso digestivo. Muchas de estas combinaciones quedan sin efecto en la alimentación cruda (sin cocción).

•	Las carnes sólo van bien con algas y hortalizas. Descartar todas las demás.

•	El huevo va bien con algas y hortalizas y de manera regular con legumbres y cereales.

•	La leche combina bien con cereales, frutos secos y miel.

•	La ricota y los quesos combinan bien con hortalizas, algas y miel. De manera regular con cereales.

•	Las legumbres combinan bien con los cereales y con las algas y hortalizas. No se recomienda mezclar legumbres en una misma preparación.

•	Los cereales combinan bien con las legumbres, las algas y hortalizas, las frutas dulces, los frutos secos, semillas y la miel.

•	No se recomienda mezclar cereales.

•	Las hortalizas y algas combinan bastante bien en general con distintos alimentos menos con la leche y el yoghurt, las frutas ácidas y la miel.

•	Es mejor consumir las frutas ácidas solas.

•	El limón combina bien con las algas y hortalizas, con los frutos secos, semillas y miel.

•	Las frutas secas combinan bien con los cereales, las algas y hortalizas y el limón.

•	La miel combina bien con la leche y el yoghurt, los quesos, los cereales, las frutas dulces y semiácidas y el limón.

No se recomienda juntar en una misma comida carne, lácteos y huevos. Cualquiera de estas combinaciones es incompatible.

Es recomendable, si comemos alimentos cocidos, incorporar una porción de alimentos crudos. Este le dará al plato el aporte de energía vital y enzimas necesarias para digerir los alimentos. Pero como dice el Ayurveda, la cantidad de uno debe ser menor que la del otro.

¿Dónde preparamos nuestros alimentos?

Además de contemplar que el lugar donde preparemos nuestros alimentos debe ser un espacio cálido, ordenado y limpio, también es importante que contemplemos los elementos que utilizamos para cocinar y guardar nuestros alimentos. Las ollas que utilizamos en nuestra cocina no siempre son las recomendables dado que muchas aportan sustancias tóxicas a nuestra comida. Es el caso de los recipientes de aluminio y las ollas anti-adherentes.

Por eso a la hora de conservar los alimentos lo mejor son los recipientes de vidrio o cerámica.

Para elaborar nuestros alimentos los recipientes más recomendables son: el barro, sin esmaltado, las ollas de acero inoxidable con doble fondo, el vidrio y el enlosado pero el que no este "cachado" o percutido.

Alimentos orgánicos: ¿los más caros o los más baratos?

En la actualidad mucha gente cree que los alimentos orgánicos son mucho más caros que los alimentos convencionales. Y en cierta medida, si uno va a una tienda a proveerse de estos alimentos se va a encontrar con que posiblemente tengan un costo más elevado que los convencionales. Pero esto se debe a que son productos, en su mayoría artesanales, que cuidan los métodos de elaboración tradicionales, y esto puede llevar más tiempo y requisitos de preparación. Tomemos el caso de la yerba mate como ejemplo. Requiere del secado natural que puede tardar mucho más tiempo, ya que en las yerbas convencionales se acelera este proceso con sustancias químicas, produciendo mayor cantidad de producto pero de menor calidad. Para que estos productos puedan sostenerse dentro del mercado y debido al tiempo y mano de obra que conllevan su precio resulta más elevado que el resto.

Pero también es cierto que pueden ser los alimentos más económicos si volvemos a poner nuestras manos en la tierra. La naturaleza nos brinda el alimento de manera gratuita y en abundancia, pero al alejarnos de la tierra y tercerizar la elaboración de nuestros propios alimentos, se generaron costos intermedios entre la tierra y nuestra mesa. Pensemos por un momento: ¿por cuántas manos pasa el alimento que consumimos desde la tierra hasta que llega a nosotros? Hoy en día se está reeducando a las personas para que de a poco vuelvan a contactar con la tierra y producir sus propios alimentos. Claro que esto lleva un cambio de hábitos, de forma de pensar, y tiempo. Pero pensemos en el tiempo que dedicamos para trabajar así luego utilizamos el dinero ganado en comprar alimentos más caros. Si los hubiésemos cultivados nosotros el costo sólo hubiese sido nuestro tiempo y energía. Porque la realidad es que el costo en dinero es insignificante comparado con el gasto mensual que afrontamos hoy en día para comprar nuestros alimentos en un supermercado. Y ni hablar de lo gratificante que es volver a conectar con la tierra y lo que uno valora a esa lechuga o tomate que uno estuvo cuidando durante 1, 2 o 3 meses. Uno comprende y toma conciencia de que ese vegetal también es un ser vivo, y que para alimentarnos necesitamos consumir vida.

En la ciudad de Bs As, como también en otros paises del mundo, se está promocionando la huerta en maseta, debido a la gran cantidad de personas que viven en las grandes ciudades y no cuentan con un espacio verde para cultivar sus aliementos. Estas huertas han dado un gran resultado. Sólo se necesitan masetas aptas, que hasta pueden ser de materiales reciclados, un buen sustrato, semillas orgánicas, aire, sol y agua, y muchas ganas de ver crecer la vida gracias a nuestra voluntad y trabajo.

Mientras no nos propongamos volver al contacto con la tierra o no lo podamos llevar adelante por diferentes motivos, la opción de comer alimentos orgánicos será comprarlos en almacenes especializados con el costo correspondiente. Considero en lo personal que todo dinero destinado a un buen alimento es una inversión en salud que veremos redituada a corto, mediano y largo plazo. Lo que invirtamos en alimentos saludables lo ahorraremos en medicamentos. Recordemos que nuestra primera medicina debería ser el alimento.

En este aspecto creo que es una cuestión de decisiones personales e involucra lo que para nosotros es prioridad en nuestra vida. He escuchado decir a personas que gastan un dinero considerable en ropas, calzados, carteras, gaseosas, golosinas, delivery, etc., que según mi criterio podrían no ser una necesidad primordial, que no compran alimentos organicos porque son caros. Creo que tiene que ver más con la distribución del dinero hacia las distintas áreas de nuestra vida donde en la mayoría de los casos la alimentación queda en un tercer o cuarto plano (con mucha suerte). En lo personal considero que la alimentación es una prioridad, porque entiendo que esto para mi cuerpo es una necesidad y no un simple deseo.

Igualmente no se trata de reprimir nuestros deseos materiales porque esto tampoco es saludable. Pero sí es importante comenzar a discernir entre las necesidades de nuestro cuerpo, reconociendo que no podemos prescindir de ellas, porque estaríamos llamando a la enfermedad; los anhelos del alma que nos nutren y nos dan sentido a la vida, y los deseos de la mente, que por lo general quiere todo lo que ve pero lo valora poco.

Es sólo una cuestión de elecciones. El cambio debe ser voluntario, si una persona no quiere hacerlo seguramente usará las excusas necesarias para evadir el tema y esto es respetable porque cada uno tiene su propia llama de vida. Primero debe haber un cambio interno que es el que nos permite ver por qué es beneficioso hacer un cambio hacia una alimentación mas saludable, luego el presupuesto naturalmente se adaptará a nuestras necesidades porque naturalmente dejaremos de gastar dinero en productos poco saludables e invertirlo en alimentos nutritivos para nuestro bienestar físico, mental y espiritual.

Tampoco es cuestión de consumir todos los alimentos naturales que existen hoy en el mercado y que ¡cada vez son más!. La alimentación viva nos acerca a alimentos que antes ni conocíamos, que si bien tienen propiedades muy buenas para nuestro organismo y es positivo abrirse a lo nuevo, en cada caso la elección del alimento será adaptada a nuestras necesidades. La realidad es que, para las personas no vegetarianas, con los alimentos básicos que la naturaleza nos provee como cereales, legumbres, frutas, semillas, aceites de primera prensión y vegetales orgánicos, y además una buena fuente de B12 y D como puede ser algún yoghurt orgánico, huevo de campo o alguna res chica de crianza casera, cubriríamos todas nuestras necesidades nutricionales sin necesidad de dañar a nuestro organismo con tantos tóxicos y agroquímicos. Naturalmente esta sería la recomendación básica para una persona de bajos recursos, obviamente adaptada a cada familia. Y para quienes puedan acceder a un mayor abanico posibilidades, bienvenidos sean todos los aportes nutricionales que podamos hacer a nuestra dieta.

¿Cómo bajo toda esta información en el día a día?

El gran desafío de nuestros tiempos es cómo bajar toda esta teoría a la mesa sin morir en el intento. ¿Por dónde comienzo? ¿Cómo bajo tanta información a platos concretos? y ¿cómo cambio la gran cantidad de hábitos dañinos para la salud que tengo hoy, y que vengo sosteniendo desde hace años?

Esto para muchos es toda la vida. El cambio puede ser muy profundo, y para muchos es ir en contra de sus tradiciones y costumbres culturales. Imagino lo que significa para un argentino, donde la carne asada es tradición y costumbre en todas las mesas familiares ("el asadito del domingo") adoptar una dieta vegetariana.

Pero no es imposible, y hemos sobrevivido. Cada vez son más las personas que se interesan de manera respetuosa por esta alimentación que es mucho más que una elección diferente al común social sino una forma de vida.

Resumiendo los temas tratados en este texto, sugiero algunos tips básicos como para comenzar a aplicar en nuestra vida cada una de estas recomendaciones:

• Primero y principal, tener presente que el cambio debe ser paulatino y a nuestro propio ritmo personal, incorporando y reemplazando de a poco cada uno de los alimentos antes mencionados, sin generar desequilibrios nutricionales.

• Tener siempre presente la frase del Ayurveda que lo que daña es la ingesta habitual y no la ingesta ocasional. Esto nos permitirá desarrollar la flexibilidad suficiente para saber en qué momento debemos ser disciplinados y cuándo debemos adaptarnos a las circunstancias.

• Incorporar ingredientes nuevos a nuestros platos habituales hasta que nos animemos a realizar platos completamente naturales.

• Elaborar platos simples, de pocos pasos y con pocos ingredientes. Esto nos incentivará para tomar confianza y constancia para mantener una dieta saludable.

• Sazonar bien la comida, sin abusar. El plato tiene que estar sabroso para que el cuerpo lo asimile y para que nos den ganas de volver a comerlo. Esto ayudará a mantener la constancia y mejorará la digestión. Algunas sugerencias son: aceite primera prensión en fío, sal de roca, pimienta negra, jengibre, hierbas frescas (orégano, tomillo, romero, albahaca, perejil, etc.) ajo, salsa de soja orgánica, especias (cúrcuma, curry, pimentón dulce, comino, coriandro, cardamomo, etc.) limón, etc.

• Seleccionar de las ollas que tengo en casa las de mejor calidad y reducir el uso de las demás.

• Al principio, cuando hagas hamburguesas, podés preparar algunas de más y las guardás en el freezer. Esto nos ayudará en situaciones donde el tiempo sea escaso. Tendremos algo listo que podemos acompañar con una ensalada fresca. El freezer no es lo más recomendable porque también daña las enzimas, pero siempre va a ser mejor comer algo orgánico hecho por nosotros que llamar al delivery.

• Tener buenos ingredientes en casa como algas, maca, salsa de soja orgánica, miso, aceites de buena calidad, semillas, frutos secos, nos permitirá resolver comidas rápidas como sopas, jugos o licuados super nutritivos que podemos preparar en 5 minutos.

• En el desayuno, andá incorporando de a poco frutas frescas, cereales integrales como un pan fermentado, una granola de calidad o avena cocida, yoghurt orgánico, frutos secos activados o tizanas saludables

• El almuerzo debe ser la principal comida del día dado que es cuando tenemos mayor fuego digestivo porque hasta las 14 hs. hay una mayor presencia del sol. Si vamos a consumir carnes, huevos o lácteos mejor hacerlo en este momento del día.

• Que la tarde no te agarre sin alguna preparación dulce hecha, dado que es un momento propicio para consumir dulces. Si no tenes nada preparado podés optar por un puñado de frutos secos con pasas de uva o preparar la mousse de chocolate en 5 minutos. No dejes de darle al cuerpo lo que necesita.

• Por las noches lo ideal es que la cena sea más liviana. En otoño e invierno pueden ser sopas tibias y en verano más bien ensaladas frescas. Cuando no tengas ganas de preparar nada, una rodaja de pan fresco fermentado, con la mayonesa de girasol y unas hojas verdes o brotes puede ser una buena opción simple y muy nutritiva para salir del paso.

• Tener una mayonesa preparada te ayuda a pasar esos momento donde el hambre ataca. Asimismo, tratá de tener siempre un pan integral listo y fresco o unas crackers de lino.

• Si tenés buenos ingredientes en tu alacena y heladera, lo demás es un poco de ingenio y creatividad. Para comer de manera saludable no necesitas ser un chef sino saber elegir buenos alimentos a la hora de hacer las compras.

• Des-automatiza la forma y el lugar donde comprás tus alimentos. Animate a visitar lugares nuevos, buscá en internet, investiga en qué lugares podés encontrar alimentos de calidad, orgánicos y saludables.

Recordemos que además de intentar proveernos de un buen alimento, también es necesario prepararlos y disfrutarlos con amor. Un alimento preparado con amor está santificado. Tampoco olvidemos, como nos enseñan los maestros espirituales y el Ayurveda, a brindar servicio a través del alimento, que es una de las expresiones de amor más maravillosas que despierta en nosotros la virtud más elevada: el amor incondicional.

"Lo único que pretendo de ustedes es que amen a su prójimo, compartan sus sufrimientos y se dediquen a servirles. Los ricos y los que están en el poder tienen abundancia de sirvientes. Pero los afligidos, los golpeados por la pobreza y aquellos que sufren, no tienen a nadie que les sirva. Vayan a esas personas y sean sus amigos, sus parientes y sus más cercanos benefactores. Que ellos les den la bienvenida como tales. Si ustedes derraman espiritualidad en los oídos de quienes están torturados por el hambre, aquella no será asimilada. Primero sacien el hambre. Denles a Dios en forma de alimento y en forma de vestimenta. Dénles a Dios en forma de paz a aquellos que están afligidos por la ansiedad, y en forma de medicamentos a aquellos que sufren de mala salud. Denles a Dios en una forma que alivie el miedo, el dolor y la pena. Sólo cuando esto ha sido hecho, puede la espiritualidad empapar a esos corazones"

Sai Baba

Conclusión final

Hemos planteado un parámetro general de lo que significa: volver a lo natural. Volver a nuestra fuente de energía y vitalidad, con una visión amplia e integradora, dejando en algunos casos puertas abiertas para que cada uno pueda elegir desde su sabiduría interior el qué, el cómo y el cuándo, respetando siempre su energía y procesos internos. Hemos aprendido en este largo camino, a través del trabajo y dedicación de personas que buscan comprobar con hechos concretos determinadas realidades. Creo importante la unión tanto de la espiritualidad como de la ciencia. Una unión fundamental, el yin y el yang, lo femenino y masculino, de donde nace la vida. Sabemos que donde la ciencia erra, la espiritualidad acierta y donde la espiritualidad erra la ciencia acierta. Son plenamente complementarias entre sí y rescatando lo mejor de cada una podemos transitar un camino de dicha y salud.

Transitando junto a las Flores de Bach

(Ver Foto 18 en Material interactivo)

Edward Bach, médico y homeópata, consideraba que la enfermedad es la desarmonía entre el alma y la personalidad. El nos enseñó que a través del autoconocimiento podemos tomar conciencia de los defectos que tiene nuestra personalidad y eliminarlos desarrollando la virtud contraria. La comprensión y la corrección de nuestros errores acortarán nuestra enfermedad y nos devolverán a la salud. Si conocemos el propósito de nuestra alma y lo aceptamos como lo que en verdad es: la Voluntad Divina, tendremos el alivio de nuestra angustia y sufrimiento terrenal. Y tendremos la libertad para desarrollar nuestra misión en la vida con alegría y felicidad.

Si descubrimos y aceptamos las leyes inalterables de nuestro Universo, la humanidad podrá abolir la enfermedad trayendo la paz entre la personalidad y el alma, convirtiendo a la vida en una aventura apasionante y recobrando la verdadera alegría y felicidad de la misma.

Cada uno de nosotros es un ser individual que esta aquí para desarrollarse libremente según los dictados de su alma y es nuestro deber como Practitioner incentivar esa individualidad e independencia para que la persona vuelva a escuchar la voz de su ser interno y vuelva a confiar en ella a la hora de tomar decisiones. Que pueda conquistar su libertad, de forma que cada uno de sus pensamientos y acciones tengan su origen en ellos mismos para que puedan vivir y conectarse con el mundo por decisión propia. Es fundamental que el Practitioner eduque a la persona para que desarrolle al máximo su individualidad y aprenda a andar por la vida confiando en su alma como principal consejera y auxiliadora.

Las Flores de Bach son el reflejo de lo que somos como seres humanos en esencia. Son una representación fiel de los valores innatos que guardamos en lo más profundo de nuestro ser y que a través del autoconocimiento podemos desarrollar, expandir y brindar a nuestros semejantes. Somos nosotros mismos manifestados en la naturaleza. Ellas nos permiten decodificar nuestra personalidad, ver aquello que está en desarmonía y poder a través de su ayuda desarrollar la virtud que aguarda por ser descubierta. Son un regalo de la Madre Naturaleza para nuestro bienestar y para que a través de la auto sanación podamos crecer y evolucionar de modo que nuestra Alma pueda expresar con plenitud todo su potencial y desarrollar de la mejor manera su tarea en el camino de la vida.

Conocer las 38 Flores de Bach nos permite reconocernos, encontrarnos en ellas en distintas circunstancias de la vida. Y cuanto más sabemos de ellas, más sabemos de nosotros mismos.

La transición hacia una alimentación natural es un camino en el que cada día daremos un paso más hacia este destino que nos brindará salud y bienestar. En algunos momentos, seguramente nos tomaremos una pausa, descansaremos, para luego retomar sumando cada día un granito de arena, en esto que no es más que una reeducación alimenticia.

Cuando hablamos de un nuevo camino en la alimentación nos estamos refiriendo a cambios profundos de hábitos cotidianos que van a tener una incidencia directa o indirecta en nuestra vida social, cultural, en el modo de relacionarnos con las personas, lo que compartimos y la manera en que lo hacemos, dado que por tradición histórica la comida es un espacio que propicia el encuentro y nos invita a compartir un mismo campo de energía con nuestros seres queridos, es un momento de regocijo.

Por eso no suele resultar fácil realizar ciertos cambios de hábitos, porque nos exponen a situaciones concretas donde debemos elegir por tal o cual cosa.

El cambio alimenticio es un proceso y para que sea efectivo no debe ser forzado, impuesto o reprimiendo alimentos que deseamos en demasía. Si el cuerpo tiene hambre es porque hay falta de nutrientes. Cuando le damos al cuerpo lo que necesita, logramos el estado de saciedad y el tiempo entre una comida y otra pasa a ser mayor. El momento exacto del cambio es cuando uno naturalmente deja de elegir un alimento porque este no le produce deseo.

Para esto hubo un trabajo interno de análisis y comprensión previa que puede durar 6 meses, un año o más hasta que finalmente uno hace el "clic" y ese cambio simplemente se produce sin mayores inconvenientes.

Hay casos donde las personas necesitan asquearse o padecer un malestar importante producido por un alimento determinado para que este no vuelva a ser deseado y por ende consumido.

Recordemos que el deseo es mental, el anhelo espiritual y la necesidad es física. Lo que debemos comprender es que en la alimentación actual el deseo no concuerda con la necesidad del cuerpo.

Para el yoga, primero debe satisfacerse la necesidad de nuestro vehículo (el cuerpo) alimentándolo con alimentos sátvicos, bebiendo agua, darle un buen descanso, ejercicio físico y abrigo.

Si el cuerpo está saludable podemos ocuparnos de los anhelos del espíritu y en tercer lugar satisfacer los deseos.

Hoy en día los deseos nos dominan a nosotros y pasamos gran cantidad de tiempo trabajando para satisfacer nuestros deseos, que por cierto, la sociedad de consumo en la cual vivimos hoy, nos hace creer que cada vez son más las cosas que necesitamos o que aparentan ser indispensables. Tan sólo con ver cómo era nuestra vida hace 10 o 20 años atrás para darnos cuenta de la gran cantidad de cosas que consideramos necesarias y que realmente no lo son. Sólo estamos satisfaciendo el deseo de la mente (nuestra o de otro).

Saber qué cosas son necesarias para nuestro cuerpo y cuáles no, nos remonta a las cosas simples y cómo la naturaleza nos las ha dado. Por ejemplo: el agua es indispensable para nuestro organismo pero la bebida gaseosa no lo es, al elegirla sólo estamos satisfaciendo un deseo.

Una ensalada fresca rica en minerales y vitaminas es un alimento necesario para el organismo, una hamburguesa de carne con mayonesa y papas fritas no lo es, dado que la carne no es un alimento fisiológico y las papas fritas atraviesan un proceso de cocción a altas temperaturas en aceites recalentados que se convierten en nocivos para nuestro organismo por su alta toxicidad. Ahora bien, si yo no incorporo proteínas de otra fuente esa hamburguesa se convertirá en una necesidad.

Desde el momento en que elegimos un alimento para consumir debemos hacernos cargo de eso. Si lo elegimos es por algo. Definir a la comida no saludable como chatarra puede ser un poco fuerte. Por menos saludable que sea el alimento que tengo frente a mí siempre va ser mejor bendecirlo y disfrutarlo que despreciarlo. Luego puedo analizar las causas por las cuales elegí ese alimento y no otro. Y de ahí emprender el cambio.

Según el Ayurveda lo que daña es la ingesta habitual y no la ingesta ocasional. Con esto estamos diciendo que si alguien amorosamente te convida un alimento poco saludable podés bendecirlo y consumirlo, o comer sólo una parte. Acá el problema se plantea cuando uno tiene un consumo habitual de estos alimentos y que en muchos casos reemplazan parcial o totalmente la ingesta de alimentos naturales.

Por eso a lo que apuntamos es al cambio de hábitos.

Existen muchos conceptos arraigados por generaciones que han hecho un consumo desmedido del alimento y esto sumado a los "avances" de la industria alimenticia, ha incentivado este consumo, que en lo personal ha generado más que un avance un retroceso en lo que respecta a nutrición y alimentación.

Gracias a Dios, hoy se puede ver en muchos países del mundo que el cambio ya está instalado y sigue creciendo cada vez más. En la ciudad de Buenos Aires, se puede ver que cada vez son más los restaurantes vegetarianos y orgánicos que abren sus puertas con una conciencia de incentivar el bienestar y la salud y también muchos almacenes orgánicos que ofrecen productos tales como granos, frutos secos, legumbres, frutas, verduras, lácteos, aceites de primera prensión en frio entre muchos otros, todos de origen orgánicos.

Las Flores de Bach pueden ser un gran aliado en las dificultades emocionales que se nos pueden presentar a cada uno de nosotros ante la necesidad o realización de un cambio alimenticio. Sabemos que las flores nos conectan con el camino del Alma, y el Alma necesita de un vehiculo en buen estado energético para poder cumplir con su misión en la tierra. Entonces podemos deducir que nuestra Alma nunca nos va a llevar por un camino que le genere desarmonía a su vehiculo y que este interfiera en su misión. Pero si no ejercemos un control sobre "manas", el aspecto de la mente que nos conecta con los sentidos, esta toma el mando llevándonos por caminos no muy gratos en nuestro paso por la tierra. Por eso tanto Bach como otros Maestros han sugerido desarrollar el autoanálisis, y este se genera en "budhi", un aspecto más sutil de la mente que es donde se desarrolla la comprensión y el discernimiento. Es lo que conocemos como intelecto. Desarrollando el intelecto y por ende el conocimiento, adquirimos la capacidad de dicernir lo que es favorable de lo que no para tener una vida plena, feliz y saludable.

Es cierto que el analisis es limitado porque es llevado a cabo por un aspecto de la mente, que si bien es más sutil no deja de pertenecerle. Es ahí, en ese instante, donde la razón ya no puede brindarnos respuestas más profundas, cuando debemos entregarnos a la meditación, donde desconectamos a "manas" y a "budhi" para darle lugar a su aspecto más sutil llamado "chitta" que es el puente que nos conecta con nuestro espíritu. Allí residen todas las respuestas profundas, adonde nuestra mente limitada no puede acceder. Por eso es tan importante luego de una consulta floral donde se ha hecho uso, durante un tiempo considerable, de la palabra, entregarnos al silencio de la meditación simplemente para escucharnos a nosotros mismos.

A veces escuchamos directamente a nuestra Alma que nos guía a través de la intuición. En otras ocasiones sólo escuchamos a nuestra mente decirnos: "no es mi tiempo" "no estoy preparado". Cualquiera de las dos son relevantes. Porque si no estamos preparados para asumir el defecto de nuestra personalidad que nos tiene estancados, la pregunta es: ¿Cuál es el apuro? Si los tiempos del universo son perfectos y cada cosa llega en el momento en que debe llegar.

Ravi Shankar dice que si hay duda es porque no estamos alineados con nuestro espíritu. Cuando estamos alineados solo vemos "el camino", por ende cuando aparecen las dudas y nos encontramos ante la necesidad de tomar una decisión lo que tenemos que hacer es alinear nuestro cuerpo, mente y espíritu.

En lo personal, además de tomar las flores adecuadas, practico algo que me ayuda en los casos de duda y es pensar en las dos posibilidades por un minuto cada una y observo qué emociones me moviliza. Por lo general hay una que me genera tranquilidad, paz, amor, seguridad y fe; y la otra me genera duda, preocupación, miedo, rencor y mal estar. Entonces comprendo que el camino correcto es el que me genera bienestar y el otro simplemente lo descarto, aunque quizás sea la opción que mi mente deseaba.

Para esto son grandes aliadas **Wild Oat** que nos alinea con el camino a seguir, y **Scleranthus** que nos pone en eje, nos alinea a nosotros mismos en un todo que actúa sincrónicamente.

También **Gentian** que desarrolla la fe y la confianza en que si bien tropezaremos varias veces, en el intento de elegir cada día un alimento saludable, veremos cómo paso a paso iremos incorporando en mayor medida estos alimentos.

Nos conecta con la esperanza.

Este libro intenta brindar herramientas para poder acompañar a nuestros consultantes desde otra perspectiva terapéutica como es la alimentación. Nos ayuda a compartir la información básica indispensable que nos capacita para realizar un cambio alimenticio responsable, que cubra todas las necesidades nutricionales, y a esto sumar la formula floral adecuada que le permitirá llevar adelante este proceso de cambio de una manera más saludable.

"Mientras nuestra Alma y nuestra personalidad estén en buena armonía,
todo es paz y alegría, felicidad y salud"

Dr. Edward Bach (1886- 1936)

Flores de Bach en el Camino del Cambio de Hábitos

• **Walnut**: va a ser una de las flores por excelencia dado que nos permitirá atravesar el cambio hacia una alimentación más fisiológica y acorde con nuestra situación personal. Este remedio floral nos permitirá soltar viejos patrones de alimentación, brindándonos constancia en cada uno de los pasos que iremos dando hacia estos nuevos hábitos.

También es una flor que nos permite adaptarnos a este cambio, tomando conciencia acerca de cuándo y dónde es el momento de llevar adelante estas modificaciones y en qué momento debemos adaptarnos a las circunstancias. Tal vez los momentos donde se ponen a prueba nuestra constancia y disciplina, son los eventos sociales en los que, por lo general, el alimento disponible está muy lejos de los hábitos que estamos construyendo en nuestra vida. Esta flor nos enseña a fluir con sabiduría dentro de nuestro ámbito social para poder elegir entre los alimentos a nuestro alcance aquellos que amalgaman mejor con el cambio que estamos transitando, y adaptarnos a cada situación con alegría. Además, nos proporciona protección hacia la influencia de las personas que no comparten nuestro plan, brindándonos la capacidad de seguir adelante a pesar del desánimo o de lo que digan los demás.

• Soltando el pasado...

Honeysuckle es una flor de Bach que ayudará a apaciguar las añoranzas a comidas del pasado, sobre todo si nos remiten a una emoción determinada como el amor y la felicidad. En algunos casos, quedamos como vinculados a determinados alimentos porque es la forma más próxima que tenemos de conectar con esos sentimientos de alegría, comprensión, amor, además de remitirnos a las personas que nos han demostrado su cariño a través de un plato de comida. Recordemos que preparar el alimento es un acto de amor y hacerlo para otro, un acto de servicio. La energía que pongamos en la preparación formará parte de la otra persona. Por eso es tan importante cuidar nuestros pensamientos y emociones a la hora de preparar nuestros alimentos.

Recuerdo en mi infancia, cuando volvía del colegio, que mi mamá me esperaba con un café con leche con pan con manteca y dulce de leche. El amor que tenía esa merienda era inigualable. Era muy hermoso disfrutar la llegada a casa, en las tardes de invierno de Mar del Plata y recibir ese amor a través de un alimento.

Ese alimento me remite a ese acto de amor. Entonces, tan sólo con pensar en ello me conecto con esa vibración maravillosa de un ser con una gran vocación de servicio que ha brindado su vida por sus hijos y lo transmitía en cada uno de sus actos. Esto no hay que olvidarlo. Tal vez desde la "mirada naturista" ese alimento no era el mejor, pero muchos lo experimentamos con esa cuota de amor que debemos agradecer. Seguramente todo lo que nos dieron nuestros padres fue lo que ellos consideraron que era lo mejor para nosotros, y ahí entra en juego el poder de la intención. Es bueno e importante valorar esto, pero de a poco hay que ir desapegándose y dejar atrás la nostalgia. Aprenderemos a vivir estas experiencias como un hermoso momento pero poniendo la mirada hacia adelante. Tomaremos el acto de amor pero podremos mejorar el vehículo, el alimento, a través del cual lo transmitimos o nos es transmitido.

No es bueno reprimir estos alimentos sino comprender y transformar los motivos que nos llevan a comerlos, comprendiendo que nuestro cuerpo y energía está cambiando y es necesario dejarlos atrás para seguir avanzando.

Tambien puede colaborar Chicory si es que estamos apegados a determinados alimentos, dado que esta flor desarrolla el desapego.

• **Chicory**, entonces, es de gran ayuda, también, para las personas que manipulan a través del alimento: "¿No te quedás a comer? Te preparé tu comida favorita". Esto es muy habitual en los padres que desean que sus hijos se queden por más tiempo en casa, y saben que la comida puede ser una herramienta eficaz. También ayuda a las personas que al cocinar están constantemente esperando el reconocimiento del otro, y pueden sentirse lastimadas ante un silencio o una negativa. Las personas que necesitan esta flor suelen ser críticas, entrometidas y encuentran muy difícil dar sin esperar nada a cambio. No les gusta estar solas y exigen la atención y el servicio constante de los demás. Suelen ser personas muy habladoras y dogmáticas. El potencial de Chicory es desarrollar en estas personas la capacidad de cuidar de los demás desinteresadamente, ofreciendo un amor maternal verdadero. Son personas afectuosas y amables, que dan sin esperar nada a cambio y permiten que sus seres queridos sean ellos mismos y que vivan sus propias vidas.

Por otra parte puede suceder que un alimento nos remita a una persona o situación desagradable...

• **Star of Bethelhem**, nos ayudará a sanar esa herida separando el hecho o persona en sí de ese alimento, para que podamos volver a comerlo si es que es un alimento saludable y nutritivo. Conozco personas que al ser adultos no consumen polenta porque, cuando iban al colegio, era un plato recurrente y preparado de manera poco apetitosa.

Esta flor de Bach permite sanar ese pasado devolviendo el consuelo y el alivio que para muchos fue una situación traumática porque eran obligados a comer ese alimento.

Recordemos que si nuestra mente rechaza de antemano un alimento no debemos consumirlo, por la simple razón de que somos un todo. Si una parte nuestra rechaza algo, todos nuestros otros cuerpos posiblemente también lo hagan. Entonces, si nuestra mente lo rechazó es probable que nos caiga mal y nos cueste digerirlo, porque nuestro cuerpo se influencia con ese rechazo.

Por eso es importante, primero, revisar el aspecto mental que interfiere en el consumo de determinado alimento y sanarlo, para luego intentar incorporarlo a nuestra dieta.

• Otra de las esencias florales que puede ayudar en estos casos es **Crab Apple**, dado que hay personas a las que llega a darles asco determinado alimento, y esta flor puede ayudarlos a recuperar una imagen positiva del mismo, aliviando el rechazo a la vez que se desarrolla la aceptación del mismo.

• También **Willow** es un floral que puede ser de gran ayuda para las personas que han tomado rencor a determinado alimento porque han sido obligados a consumirlo por la fuerza. Esta flor permite que las personas olviden, liberándose de este sentimiento y desarrollando la cualidad del perdón.

Lo cierto es que la polenta orgánica, si está bien preparada, con un tiempo adecuado de cocción, acompañada con verdeo salteado en oliva, salsa de tomate fresco y trocitos de queso orgánico puede ser un alimento muy sabroso, económico y nutritivo, como muchos otros alimentos que por distintas experiencias del pasado hemos dejado de consumir pero que podemos reincorporar sanando las emociones negativas que hoy nos conectan con ellos.

¡Manos en la cocina!

(Ver Foto 19 en Material interactivo)

Cuando uno comienza una alimentación natural es preciso considerar de antemano que va a ser necesario poner manos en la cocina. Recordemos que unos de los grandes problemas de los desordenes alimenticios es que la vida en nuestra sociedad ha cambiado considerablemente. Las mujeres, que antes permanecían en sus casas y se encargaban de preparar el alimento para toda la familia, en la actualidad, y en su gran mayoría y por distintas razones, han dejado de lado ese rol para desarrollarse profesionalmente. Esto hizo que la alimentación quedara en un segundo plano. si a esto sumamos la cantidad de actividades y horas extras de trabajo el resultado es que cada vez haya menos tiempo dedicado a la cocina. Aunque en realidad no es que no tengamos tiempo sino que hacemos una mala distribución del mismo. Le dedicamos mucho tiempo a determinadas cosas y poco a otras. Por ende la gente opta por comprar la comida hecha. Hoy en día es posible conseguir viandas naturales y orgánicas de excelente calidad, pero por razones de costo no todas las personas pueden acceder a ellas. Por eso es importante considerar que es muy recomendable retomar los hábitos culinarios. Una flor de bach que nos puede ayudar es **Hornbeam** que actúa sobre la pereza que nos da, luego de haber estado todo el día trabajando, poner las manos en la cocina y elaborar nuestros propios alimentos. Esta flor nos da energía mental y física para llevar adelante esta actividad, que será aprovechada por toda la familia.

• **Clematis** es una esencia floral que nos puede ayudar a materializar el cambio. Hay momentos en los que nos obnubilamos con la cantidad de platos, ingredientes,especias, ollas, frascos, etc que existen en el mundo de la cocina y decimos: hoy voy a preparar: "Risotto de arroz yamaní con suaves hojas de rúcula, tomates secos hidratados, láminas de parmesano, sasonado con oliva a las finas hierbas". El nombre suena muy romántico pero muchas veces nos pasa que de nuestra idea original al plato terminado hay un largo trecho, y en algunos casos nunca llegamos, por lo que finalmente almorzamos un sándwich de queso y tomate. En conclusión, la esencia es útil para esos casos en que decimos: "Mañana voy a hacer esto, y lo otro" y al final no hacemos nada. Esta flor nos permite conectarnos con el aquí y ahora, materializar nuestras ideas, volcar nuestra creatividad y nuestras ganas de cocinar pero en platos sencillos, prácticos, fáciles de realizar sin perdernos en la poesía.

En algunos casos tenemos miedo de, ante un cambio alimenticio, presentar deficiencias nutricionales. Tememos a las enfermedades que podrían llegar a presentarse si uno no se alimenta correctamente y esto puede llegar a ser un impedimento a la hora de iniciar el cambio.

• **Mimulus** es una esencia floral que nos ayuda a desarrollar el valor, la tranquilidad y la confianza para enfrentar el desafío de permitirnos incorporar alimentos nuevos a nuestra dieta sabiendo que si actuamos con responsabilidad no sólo no caeremos en la enfermedad sino que mejoraremos nuestra salud tanto física y mental como emocional.

Esta flor desarrolla el coraje que se necesita para romper con ciertos paradigmas sociales que nos han condicionado durante mucho tiempo. Un ejemplo de esto es la creencia de que hay que consumir carne porque nada reemplaza los nutrientes que ella aporta.

Conozco gente que ha dejado de consumir carnes y su dieta se convirtió básicamente en pasta y pizza. Si se sostiene esta dieta por un tiempo considerable se caerá, obviamente, en deficiencias. Pero si uno realiza un cambio responsable contemplando todas las necesidades nutricionales no hay por qué tenerle miedo a una deficiencia.

• **Scleranthus:** ¿Quínoa o mijo?, ¿lechuga o rúcula?, leche de vaca o leche de almendras? ¡Claro está! Es una flor que nos va a ayudar tanto en la compra de alimentos como en la preparación de los mismos. Cuando vamos a un almacén orgánico, de repente nos encontramos con numerosos productos nuevos y no sabemos qué comprar. Muchas veces la indecisión hace que no compremos nada. Esta esencia nos a va a permitir ser concretas a la hora de hacer nuestras compras y además a la hora de preparar nuestros platos. ¿Rissotto o Hamburguesas? Si estamos alineadas en cuerpo, mente y espíritu sabremos qué alimento necesita mi organismo ese día y por ende me permitirá ir directamente a preparar un plato sin dar tantas vueltas.

• **Cerato** es un remedio floral de gran ayuda para las personas que suelen preguntarle a los demás ¿qué me conviene comer?, ¿cuál es la dieta ideal?, o leen en internet, en el diario, en la televisión, hacen 20 cursos de alimentación, buscando cuál es la mejor dieta para ellos. Esta flor desarrolla la intuición. Dado que, como dijimos anteriormente, no existe una dieta ideal y general para todos, sino que la dieta ideal es la que mejor se adapte a nuestra necesidad psicofísica, emocional y situación personal. Para esto, es importante estar atentos, escuchar a nuestro cuerpo para saber qué es lo que necesita. Si bien es importante asesorarse, también lo es saber en qué momento aplicar los conocimientos que adquirimos en un curso o taller de alimentación. Y para esto es fundamental desarrollar la intuición, la voz interna.

• **Agrimony** es una flor que se utiliza muchas veces cuando hay excesos de alcohol, drogas y tabaco porque es donde ahogamos o canalizamos las partes oscuras que nos cuesta aceptar. Esta flor nos permitirá aflorar aquellos aspectos de nuestra personalidad que nos desagradan para sanarlos, y por ende dejar de lastimarnos con sustancias nocivas para nuestro organismo.

Esta flor también ayuda en los casos donde algún alimento no nos gusta y por no perder la simpatía de la persona que lo preparó decimos sonriendo: "qué rico" y lo ingerimos igual aunque nos desagrade. La esencia nos enseña a ser honestos con nosotros mismos y con el otro, y nos permite expresarnos con la verdad. No por esto la otra persona dejará de querernos. Podemos usar expresiones que no sean hirientes como: "Para mi gusto tiene mucha sal", " No suelo comer mucho dulce", "te agradezco, pero hoy no voy a comer". Y de esta manera evitamos expresarnos a través de la mentira utilizando un poco de diplomacia.

• **Century** es una flor que desarrolla el "No" en el momento justo e indicado, con el alimento que ya no queremos seguir incorporando a nuestro organismo, como así también, con las personas que insisten en ofrecernos alimentos que ya no elegimos. Sabemos que uno de los grandes conflictos con el tema alimenticio es la cuestión social, ya que una gran mayoría de las personas no llevan adelante una alimentación natural. Uno puede hacerle saber con tiempo a las distintas personas que lo rodean, que se está realizando un cambio alimenticio. Si es necesario decir un no, es bueno que sea amorosamente sin rechazar el alimento sino considerando otras opciones, reduciendo la cantidad, optando en determinadas opciones por consumir sólo guarniciones, y siempre buscando la forma de no romper con el clima agradable del lugar.

Muchas veces seguimos aceptando determinados alimentos que nos brinda otra persona como puede ser nuestra mamá o nuestra esposa o esposo, que sabemos que no nos resultan beneficiosos, pero no ponemos un límite para no generar un conflicto. Esta flor de Bach nos ayuda a enfrentar ese conflicto, sabiendo que puede ser un cambio positivo para toda la familia. Dado que tal vez a partir de que un miembro de la familia propone el cambio, puede suceder que con el tiempo el grupo familiar lo acompañe.

• **Chestnut Bud**: esta flor es de gran ayuda para las personas que, a pesar de haber sufrido, reiteradamente, padecimientos tales como, gastritis, úlceras, constipación, colon irritable, mala digestión, hinchazón, dolores de estómago, hipertensión, alergias, problemas de colesterol por arterias dañadas, etc. No comprenden que lo que les está causando ese daño es la alimentación que están eligiendo. Estas personas suelen decir: "la comida me cayó mal… no importa, me tomo una pastillita y se me pasa". Muchas personas hasta llegan a creer que estos estados son normales, sólo porque son cotidianos. Por lo general hay una desconexión entre los malestares físicos, como los ya nombrados, y otros como los dolores de cabeza, el insomnio, el letargo, la falta de energía, todas causas de una mala alimentación. Esta flor nos ayuda a aprovechar plenamente nuestras experiencias cotidianas, vernos a nosotros mismos y nuestros errores con objetividad para aprender de cada circunstancia o malestar físico adquiriendo conocimiento y sabiduría para ganar en salud y longevidad y poder evolucionar en la vida.

• **Elm**: Después de tanta información, puede que hayamos quedado en un estado Elm. Sabemos que el cambio es grande, porque nos hemos alejado mucho de nuestra naturaleza humana, pero esta flor de Bach puede ayudarnos a llevar adelante el cambio de una manera organizada y eficaz. Esta flor actúa en las personas que repentinamente se sienten abrumadas e incapaces de enfrentarse o mantenerse a la altura de los acontecimientos. Nos enseña a ordenarnos, nos devuelve la eficacia y la confianza personal, y la capacidad de priorizar tomándonos el tiempo suficiente, según nuestras necesidades, para llevar adelante los cambios de manera paulatina. Además, nos ayuda a incorporar la cocina a nuestras actividades cotidianas. Organizarnos con las compras, el orden en la alacena, los horarios de comida, los platos a preparar, etc.

• **Impatiens**: Esta flor ayuda en los casos donde nos anticipamos a los acontecimientos y queremos hacer los cambios de manera más rápida que lo que nuestro cuerpo puede tolerar. Las personas que necesitan esta esencia suelen incorporar rápido los conceptos y enseguida van al almacén natural, se compran todo lo necesario y de un día para el otro están comiendo 100% comida natural. Si estas personas venían consumiendo una alimentación pobre en fibras, nutrientes y enzimas lo más probable es que presenten una purificación que se manifieste como dolores de abdomen, retorcijones o diarrea. Esta flor de Bach nos permite desarrollar la paciencia necesaria para comprender los tiempos que nuestro cuerpo necesita para transitar este cambio hacia una alimentación más saludable. También es una flor que nos ayuda a esperar y tener tolerancia con nuestros seres queridos en su propio proceso de cambio, priorizando el compartir y el acompañar de manera relajada y con buen humor.

• **Larch** es una flor que puede ayudar en los casos donde la persona cree que no podrá llevar adelante una alimentación natural: "Yo no podría" y con esta afirmación ni lo intentan, porque están convencidas de que fracasarán. Esta flor proporciona iniciativa y devuelve la capacidad de llevar adelante el cambio sin preocuparse por el fracaso o el éxito.

Hay personas que dicen: "Yo no podría vivir sin carne" a lo que agregan: "¡si me sacan la carne me muero!". La realidad es que estas personas, como todos nosotros no podemos vivir sin proteínas ni grasas porque ambas son necesarias, en proporciones diferentes, para mantener un estado de salud óptimo. El tema es que para muchas personas el único referente que tienen de proteína y grasa es la carne, con lo cual es lógico que digan que no pueden vivir sin ella. Cuando uno comienza a reeducar su alimentación aprende sobre las diferentes formas de incorporar proteínas como por ejemplo, los huevos y lácteos orgánicos, los frutos secos y los cereales y legumbres combinados. Como así también a incorporar grasas de buena calidad como el ghee, el aceite de oliva, la palta, el aceite de coco, sésamo, lino o chía, los frutos secos y semillas. Entonces, cuando el cuerpo pide grasas y proteínas, uno tiene herramientas para reemplazar esa carne por otra fuente más saludable pero que satisfaga la demanda del organismo. Como dice la Lic. Juana Tucci, Asesora en Dietética y Nutrición: "Sumar, antes que restar". Antes de sacar algo de nuestra dieta primero tenemos que tener las herramientas necesarias para reemplazar ese alimento por otro con las mismas propiedades.

El potencial de Larch es desarrollar la capacidad de tomar iniciativas y riesgos. Rechazan la frase "no puedo" y se convierten en personas resueltas sin preocupaciones por el fracaso o el éxito.

• **Red Chestnut**: Esta flor de Bach ayuda a las personas que sienten temor por algún familiar que está haciendo algún cambio alimenticio, como puede ser dejar de comer carne, porque creen que van a sufrir deficiencias nutricionales que los puede llevar al estado de enfermedad. Esta flor desarrolla en la persona un estado de tranquilidad física y mental, cuidando de sus seres queridos con compasión pero sin ansiedad. Estarán dispuestos a ayudar asesorándose sobre el tema, preparando alimentos nutritivos sin carne para esa persona, pero sólo cuando se lo pidan sin imponer su ayuda a los demás.

Flores de Bach en la dieta Vegana,
Crudivegana o de vegetarianos estrictos

Estas son algunas de las flores que pueden aparecer en las personas que deciden llevar adelante algunas de estas dietas.

• **Rock Water**: Esta flor ayuda en los casos donde solemos ser muy estrictos con nuestra alimentación natural, que si bien es más que beneficiosa, hay momentos donde las circunstancias nos invitan a ser un poco más flexibles y adaptarnos a ellas. Nos enseña a desarrollar la flexibilidad para priorizar, en determinadas circunstancias, la oportunidad de relajarnos y disfrutar, compartir con el otro, y nos permite adaptarnos a los alimentos que estén disponibles, sin llegar a suspender una cena por esto, o a despreciar el alimento preparado con amor por otra persona si no está acorde con nuestras exigencias. Recordemos que lo que daña es la ingesta habitual pero no la ocasional, con lo cual, un alimento que no sea tan sátvico pero compartido entre amigos y en un buen clima de alegría y felicidad, se santifica y es mejor asimilado por el organismo que si nos quedamos solos en casa, tristes pero manteniendo nuestra dieta. A la larga esta rigidez nos intoxica por dentro, más allá de que podamos estar consumiendo el mejor alimento. El orden y la armonía tienen que estar en todos los campos y el de las emociones es uno de ellos.

Esta esencia nos conecta con el deleite, la flexibilidad y nos ayuda a desarrollar la habilidad de mantener ideales y hábitos altos pero con una mente flexible que comprende en que momentos es necesario adaptarse a las circunstancias.

• Junto a esta flor va muy bien **Pine**, dado que muchas personas con tendencias **Rock Water**, que son muy perfeccionistas y exigentes consigo mismas, luego de haberse permitido ser flexibles ante determinada situación, suelen sentir culpa por lo que hicieron y se someten a dietas aún más estrictas como una forma de auto castigarse por lo que hicieron.

El potencial de Pine permite que las personas se acepten y respeten a sí mismas al igual que a los demás, sin hacer juicios negativos exagerados.

• **Vervain**: esta flor de Bach es de gran ayuda en las personas que eligen llevar adelante una dieta vegana con el objetivo de generar la menor violencia posible contra los animales y contra el medio ambiente. Lo que sucede, en algunos casos, es que por sostener sus principios terminan ejerciendo violencia contra ellos mismos por no brindarle a su cuerpo los nutrientes necesarios para un estado óptimo de salud.

Hay personas que por defender el derecho de los animales, porque consideran injusto el maltrato y la matanza de los mismos, llegan a desarrollar estados de odio, ira y rencor, hacia quienes hoy no tienen el suficiente conocimiento del daño que les causan a otros seres. Sabemos que estas emociones no son positivas, dado que generan toxinas en nuestro campo energético. Mantener sus principios firmes los lleva, en muchos casos, a un estado de fanatismo y creencia de que en el reino vegetal podemos encontrar todos los nutrientes que nuestro cuerpo necesita. Estas personas suelen sostener esto a pesar de que importantes organizaciones de la salud avisan sobre la necesidad de suplementar en sus dietas ciertas vitaminas. Esta flor no sólo brinda sabiduría, tolerancia y tranquilidad sino que también permite ampliar la visión del tema. Desarrolla en la persona la capacidad de escuchar al otro, y permite aceptar o tomar como válidas otras posturas más allá de las propias.

• Otra flor que puede ser útil en estos casos, y debido al odio (ver **Holly**) o rencor que muchas personas pueden sentir por quienes ejercen violencia contra los animales, es **Willow**. Esta flor ayuda a aliviar el rencor y a conectarnos con el perdón. Sabemos que el odio engendra más odio y que el único camino del cambio es el amor. Muchas veces sucede que todo lo que no nos gusta ahí afuera nos está reflejando nuestro estado interior y nos cuesta reconocerlo.

Esta flor ayuda a asumir la propia responsabilidad de los hechos, salir del lugar de victimas, tomar el mando de nuestras vidas y comenzar a generar el cambio que queremos ver en el mundo.

• **Beech**: esta flor ayuda en los casos donde no aceptamos que otras personas piensen distinto a nosotros o tengan sus propias maneras de llevar adelante sus cambios de hábitos. Nos enseña a comprender, respetar y acompañar, independientemente del lugar donde se encuentra la otra persona en el camino del cambio. Nos permite aceptar las diferencias con el otro.

Flores de Bach en Relación con los Estados de la Mente

Constitución Rajásica

Recordemos que las personas con un predominio de estas cualidades suelen tener mentes inquietas y agitadas por los deseos y la atención puesta en el mundo exterior. Con características ambiciosas y competitivas, además de una gran facilidad para el enojo. Otras características son la impaciencia, la irritabilidad, manipulación y búsqueda del poder.

También es una característica rajásica la hiperactividad mental o física que denota un exceso de movimiento con escasez de descanso. Si bien la actividad es una parte importante que hace al bienestar, debe estar en armonía con la adecuada actitud de descanso.

• **Vervain**: Las personas que necesitan esta flor suelen tener principios y convicciones muy fijas y están convencidos de que tienen razón. Son personas tensas, altamente emocionales, logran sus propósitos pero suelen cargarse con demasiado trabajo e intentan hacer demasiadas cosas a la vez, por lo cual desarrollan cualidades rajásicas. Luchan contra las injusticias y tienen tendencia a un exceso de entusiasmo, pudiendo llegar al estado de fanatismo. A veces se muestran irritables y enojados por cuestiones de principios. El potencial de esta flor yace en desarrollar una personalidad tranquila, sabia y con capacidad de relajarse. De esta forma desarrollarán la comprensión y una actitud tolerante ante la vida sin imponer sus puntos de vista por sobre los demás sino, que se abrirán a la reflexión y al diálogo.

Las personas que necesitan Vervain, dado que tienen tendencia al insomnio, deben evitar el consumo de estimulantes como el azúcar refinada, el café, el té y el mate, sobre todo en horas de la noche. Los ácidos grasos esenciales pueden beneficiarlos mucho y mejorar su sistema nervioso central ya que podría estar sobrecargado.

• **Holly**: las personas que necesitan esta flor pueden ser malhumoradas, con un corazón duro, crueles y en ocasiones violentas. Suelen estar llenos de odio, envidia y celos, con mucha tendencia al enojo y la ira. Esta flor brinda armonía interior, lo que conlleva a desarrollar la simpatía, la compasión y disposición a compartir, disfrutando verdaderamente de los éxitos de los demás. Holly abre el corazón y nos unifica con el Amor Divino.

Estas personas van a tener tendencia al consumo excesivo de carnes como combustible para sus enojos. Es recomendable que reduzcan este consumo como así también el café y el alcohol, ya que incrementan estas características.

• **Cherry Plum**: Esta flor de Bach ayuda en los momentos en que tememos perder el control sobre nuestro comportamiento. Cuando llegamos al borde de la crisis nerviosa, a punto de explotar y con súbitos ataques de cólera. Con el floral desarrollaremos la capacidad de pensar y actuar racionalmente.

En estos casos, al igual que con Holly, estamos hablando de un incremento del elemento fuego el cual podemos contrarrestar con bebidas frescas, abundante agua y alimentos frescos poco condimentados.

• **Oak**: Las personas que necesitan esta flor suelen trabajar en demasía sin escuchar los alertas que el cuerpo emite ante la necesidad de cansancio. La actitud de no administrar el tiempo entre el trabajo, el estudio, el descanso y el ocio es un estado rajásico de hiperactividad. Esto puede derivar en estrés.

Esta esencia floral nos permite restaurar la energía y nos ayuda a reconocer la necesidad de tomar un tiempo libre para relajarnos y disfrutar de otras actividades recreativas.

Estas personas suelen consumir grandes cantidades de café y azúcar porque lo utilizan como combustible para resistir y trabajar durante horas. Es importante reducir este consumo y puede ser de gran ayuda reemplazar por el chai tea (ver recetario), una bebida energética que no altera nuestro sistema nervioso, y nos brinda energía para continuar con nuestras actividades.

• **White Chestnut**: esta flor actúa en los pensamientos obsesivos y preocupantes. Una mente sátvica está en estado de calma y quietud. Estos pensamientos recurrentes dan vuelta en nuestra cabeza como un disco rayado impidiendo una buena concentración durante el día y dificultando el buen sueño durante las noches. La esencia proporciona la paz mental. La preocupación se reemplaza por la confianza y el pensamiento claro para solucionar los conflictos. En estos estados es necesario reducir al máximo la azúcar blanca y el café que estimulan la excitabilidad nerviosa y contribuyen a estos estados.

• **Vine**: esta flor ayuda en los casos donde las personas dominan y someten a otras. Suelen ser personas muy ambiciosas, agresivas, con tendencia a humillar a los demás. El potencial de esta flor es desarrollar una personalidad líder pero más comprensiva, que puede ver lo bueno en los demás y los guía sin necesidad de controlarlos. Los Maestros espirituales son personas sátvicas que guían a sus devotos pero sin imponerse ante ellos, sino incentivando el desarrollo de su propio potencial interior.

Es importante que estas personas reduzcan el consumo de carnes rojas.

Constitución Tamásica

Las personas con un predomino de estas cualidades suelen estar sumergidos en la ignorancia, la oscuridad, la depresión y letargo. Creen que lo que les sucede en la vida es su destino y no hacen nada por modificarlo.

También nos referimos a estados de quietud e inactividad, que en algunos casos podría llegar a ser necesario.

• **Gorse**: El estado negativo de esta flor es un estado tamásico porque es de quietud y letargo, son personas que han abandonado la lucha. Perdieron la esperanza, creen que lo que les sucede en la vida es un destino que no pueden cambiar. Se sienten condenados al dolor y no pueden ver la luz al final de túnel.

El potencial positivo de esta flor es la fe y la esperanza. Ante una enfermedad, se sienten más animados y pueden verla como una experiencia de aprendizaje.

Es conveniente acompañar este tratamiento con alimentos energéticos como los brotes y germinados para restaurar su energía vital.

• **Mustard**: esta flor actúa en las depresiones sin causa aparente. Esta tristeza puede ser profunda y nos aleja de la alegría. Es un estado tamásico porque es un momento de oscuridad y de dificultad para percibir lo verdadero.

La esencia floral nos permite retornar a la alegría devolviéndonos la paz interior. Este estado puede ser recurrente en las mujeres durante el período menstrual. Este es un momento de apana (eliminación) y por ende resulta imprescindible poder descansar por lo menos el primer día, y realizar la menor cantidad de actividades posibles. Resguardarnos, permitirnos la conexión con nuestra naturaleza femenina plenos de alegría y paz interior.

Podemos necesitar alimentos crudos y energéticos para promover la eliminación en todo el cuerpo y restaurar nuestra energía.

• **Wild Rose**: esta flor actúa en los casos donde nos hemos resignado a una situación desagradable como puede ser una enfermedad, un trabajo o alguna relación poco saludable. Recordemos que las personas tamásicas creen que no pueden cambiar su realidad, que es lo que les tocó vivir. Esta creencia no permite que desarrollen su potencial dado que se encuentran como dormidos, apagados. La esencia floral Wild Rose nos devuelve el interés por la vida, el entusiasmo. Retornan anhelos, ambiciones e iniciativas para generar cambios positivos en nuestra vida, lo que nos conecta con la alegría y el placer de vivir.

Con relación a la comida, es una flor que actuará en los casos donde nos sentimos completamente apáticos con los alimentos, nos son indiferentes y nos da lo mismo alimentarnos o no. Trabajando con esta esencia se desarrolla la creatividad para tomar la cocina como un juego de colores y sabores que brindan bienestar a nuestro organismo. Jugar, crear recetas nuevas, estar atentos a los nutrientes, incorporar nuevos ingredientes, especias, aprovechando ese instante para disfrutar, nos reconecta con el alimento y transforma nuestra energía.

• **Clematis** podría ser definido como un estado tamásico porque cuando uno se encuentra en el estado de desarmonía que equilibra esta flor, si bien nuestra mente está en movimiento "soñando en lo que podría ser" nuestro cuerpo está inmóvil, ya que no podemos manifestar en la tierra nuestros deseos y convicciones. Suele ser un momento de estancamiento en el que tenemos una gran producción de ideas pero no podemos llevarlas adelante.

Esta flor de Bach nos brindará la capacidad de manifestar nuestras ideas y proyectos. Nos ayuda a desarrollar todo nuestro potencial creativo, pero manteniendo un control sobre nuestros pensamientos, arraigados con la vida y reconociendo que el futuro se construye en el presente.

Podemos acompañar esta flor con alimentos pesados que nos bajen a tierra como los cereales (arroz, trigo, avena) frutos secos, bananas, palta o lácteos con moderación especialmente yoghurt, manteca o quesos orgánicos.

• **Olive** es un estado tamásico que deviene, por lo general, de un estado rajásico (hiperactividad). Es la consecuencia de mucha actividad física o mental que provoca una pérdida considerable de energía, y que nos invita a restaurarla a través del reposo. Cuando hablamos de los estados tamásicos mentales puede que nos refiramos a estados más bien negativos, pero la realidad es que constantemente estamos atravesando estados tamásicos (de quietud) a lo largo del día y que en muchos casos son necesarios. Es el caso de dormir, un estado tamásico (de inercia y quietud) que es absolutamente necesario para reponer nuestra energía psicofísica.

Esta flor restaura nuestras fuerzas, la vitalidad y el interés por la vida. También nos brinda la capacidad de escuchar a nuestro cuerpo y saber cuándo es el momento de parar y descansar, sin tener que llegar a situaciones límites.

Todos los alimentos naturales restauran nuestra energía psicofísica, en especial los frutos secos activados, las olivas orgánicas y los brotes, como así también las tizanas naturales de jengibre y canela.

Constitución Sátvica

Como explique anteriormente, los alimentos sátvicos desarrollan los estados sátvicos a nivel físico, mental y emocional. Por ende, tener una alimentación saludable, purá y natural desarrollará nuestras virtudes mas elevadas. Nos devuelve a nuestro estado de armonía natural.

Podemos considerar como sátvica a la capacidad de discernir y buscar un equilibrio entre las actividades físicas y mentales rájasicas y tamásicas.

Uno puede desarrollar las virtudes desde lo físico (alimento) a lo sutil o desde lo sutil (esencias florales) hacia lo denso. Tanto el alimento como las flores se complementan entre sí. Somos un todo, por lo cual cualquier beneficio que le demos a nuestro ser, en cualquiera de nuestros campos afectará directamente a todos los demás.

El estado sátvico es el estado de armonía que nos brindan todas las esencias florales. Es el estado positivo, la virtud en sí misma.

Durante el camino podemos tener algunas emociones sátvicas, otras que estén en estado rajásico o tamásico, en cada persona el porcentaje será diferente. Desarrollando nuestras virtudes junto a las flores de Bach, la alimentación y nuestras elecciones diarias, conseguiremos acercarnos cada vez más a un estado sátvico de pureza, virtud y bienestar.

Recetario natural

Dips, patés y mayonesas

Estos suelen ser ideales para tener siempre listos en la heladera, para esos regresos a casa con hambre donde solo queremos agarrar algo de la heladera y saciar nuestro apetito.

Podemos comerlos untándolos en una rodaja de pan fresco integral con semillas o en una crackers de lino. Ideales para acompañar con unas hojas de rúcula, unos tomates secos, espolvorearlo con algas o semillas y es una comida ideal como para un brunch, un almuerzo o cena liviana. Simple, rápido y natural.

Mayonesa de zanahoria

- 2 zanahorias medianas
- 2 cucharadas de aceite de oliva extra virgen
- 1 cucharadita de ghee
- 2 rodajas de jengibre freco
- Sal rosada o salmuera a gusto
- Agua cantidad necesaria

<u>Preparación</u>:

Pelar las zanahorias y cortarlas en rodajas. Colocarlas en una sarten pincelada con ghee y llevar a fuego pelusa con tapa. Cocinar por 2 o 3 minutos, si es necesario agregar un chorrito de agua para que no se pegue, apenas para ablandar un poco la fibra. Apagar el fuego y dejar enfriar.

Luego colocar en una procesadora junto con los demás ingredientes y procesar agregando agua cuidadosamente hasta lograr la consistencia cremosa deseada.

Se puede enriquecer con una cucharada sopera de semillas de lino o sésamo molidas.

Queso crema de tofu a la provenzal

- 350 gramos de tofu orgánico (queso a base de porotos de soja)
- 1 diente de ajo
- 2 cucharadas de perejil fresco picado
- Sal rosada o salmuera a gusto
- 2 cucharadas de aceite de oliva

- Pimienta negra a gusto
- Agua cantidad necesaria (si utiliza salmuera es probable que necesite una menor cantidad)

<u>Preparación:</u>

Colocar en una procesadora todos los ingredientes menos el agua. Ir agregando muy lentamente el agua, si es necesario, hasta lograr una consistecia cremosa. Servir.

Guacamole fácil y enriquecido con omega 3 y algas kelps

- 1 palta en su punto justo de maduración
- 1 cucharada sopera de jugo de limón
- ½ cucharadita de jengibre en polvo
- Sal rosada a gusto
- 1 cucharada de semillas de lino molida
- 1 cucharada de aceite de oliva extra virgen
- 1 cucharada de aceite de lino extra virgen

<u>Preparación:</u>

Pelar y retirar el caroso de la palta. Colocar en un plato y pisar con un tenedor. Agregar los aceites, las semillas, el alga, la sal, el jengibre y el jugo de limón y mezclar hasta lograr una consistencia cremosa. ¡Listo!

Cuando se utiliza palta lo ideal es prepararla en el momento y consumirla, dado que cuando entra en contacto con el aire se oxida.

Paté de semillas de girasol

- 100 g. de semillas de girasol activadas
- 1 rodaja de jengibre fresco
- romero, tomillo a gusto
- 1 cucharadita de salsa de soja orgánica
- 1 cucharadita de aceite de oliva
- 1 cucharadita de aceite de lino
- 1 cucharadita de jugo de limón
- Salmuera a gusto
- 1 cucharadita de levadura de cerveza (fuente de vitaminas B)
- agua cantidad necesaria

<u>Preparación</u>:

Colocar todos los ingredientes en una procesadora por 3 minutos e ir agregando agua hasta lograr la consistencia deseada.

Servir acompañado de pan integral casero. Se conserva muy bien en la heladera hasta 5 días después de su preparación.

Mayonesa fácil y rápida de berenjenas

Colocar una berenjena grande sobre la hornalla a fuego pelusa. Cuando dore, le retiro la cáscara y coloco la pulpa en una procesadora con aceite de oliva, sal rosada y alguna hierba a gusto. Proceso los ingredientes y los guardo en un frasco hermético junto a un diente de ajo entero que irá perfumando la mayonesa pero sin invadirla demasiado.

De la misma manera podemos elaborar mayonesa de morrones.

Sopas naturales

Sopa crema de calabaza y jengibre

Rendimiento: 4 porciones

(Ver Foto 20 en Material interactivo)

- 400 g. de calabaza pelada y cortada en cubitos
- 1 puerro
- 2 rodajitas de jengibre
- Salmuera o sal rosas a gusto
- 1 cucharada de azúcar integral tipo mascabo
- 2 cucharadas de ghee
- 2 tazas de agua de agua aproximadamente

<u>Preparación</u>:

Lavar bien el puerro y cortar en trozos bien pequeños. Colocar en una cacerola las dos cucharadas de ghee y el puerro. Rehogar por 5 minutos. Agregarle la calabaza, el agua y cocinar hasta que esté tierna. Retirar del fuego, colocar la sal, el azúcar y el jengibre. Procesar con la mini pimer o en una licuadora. Servir.

Sopa de avena, puerros y champiñones

<u>Ingredientes por porción</u>

- 100 gramos de avena en grano remojadas por 8 horas con una cucharada de jugo de limón
- ½ puerro
- 4 champignones
- 1 cucharada tamaño té de ghee
- 1 cucharada tamaño té de oliva
- 1 cucharada de semillas de lino molidas

Pimienta negra a gusto

- 100 cc. de leche de avellanas (ver preparación de leches vegetales)

<u>Preparación</u>:

Cocinar a fuego pelusa la avena con 2 a 3 partes de agua. Colocar en otra olla la cucharada de ghee, los puerros y los champiñones cortados en rodajas. Rehogar por 3 minutos revolviendo y agregar la avena cocida. Agregar la leche y apagar el fuego. Incorporarle las semillas, el oliva y condimentar con salmuera y pimenta a gusto. Y a disfrutar!

Sopa energética (Raw food)

<u>Ingredientes por porción</u>

- 1/2 rama de apio
- 1 puñadito de brotes de calabaza
- ¼ de palta
- 30 gramos de nueces activadas
- 1 cucharada de aceite de lino
- 1 rodajita de jengibre fresco
- 100 cc. de agua templada (aproximadamente)
- 1 cucharada de miel
- 1 cucharadita de jugo de limón
- 4 ramitas de cilantro o perejil
- sal rosada o salmuera a gusto

<u>Preparación</u>:

Colocar en una licuadora todos los ingredientes con un poco de agua. Licuar hasta triturar bien las nueces. Agregar el resto de agua y licuar bien.

Retirar y servir.

Si lo desea puede calentar a fuego mínimo sin superar los 40º de temperatura.

Hamburguesas vegetarianas

Estas hamburguesas son una buena opción para incorporar proteínas completas de buena calidad, dado que juntamos un cereal y una legumbre. Si bien no es necesario consumirlos en la misma comida, sino que también podemos distribuirlos de manera separada durante el día, de esta manera nos aseguramos que estamos consumiendo todas las proteínas.

Cocinar las legumbres con alga kombu no sólo facilita su digestión sino que también mineraliza la preparación.

Hamburguesas de lentejas y arroz integral

<u>Rendimiento</u>: Entre 4 y 6 Hamburguesas

(Ver Foto 21 en Material interactivo)

- 150g de lentejas remojadas toda la noche con un trozo de alga Kombu

- 150 g de arroz integral yamani remojado durante 6 horas con una cucharada de jugo de limón

- 3 cucharadas de perejil fresco picado

- 1/2 diente de ajo picado

- Sal rosada a gusto

- ¼ cucharadita de Cúrcuma

- 2 cucharadas de ghee o manteca

<u>Preparación</u>:

Cocinar a fuego bajo las lentejas con dos partes de agua junto con el Alga kombu, hasta que estén tiernas. Escurrir. Triturar con una procesadora.

Cocinar el arroz a fuego mínimo con dos partes de agua hasta que esta se evapore por completo. Entibiar.

En un recipiente colocar las lentejas trituradas, el arroz, sal, el ajo, la cúrcuma, y perejil fresco a gusto. Mezclar bien la preparación y formar con las manos hamburguesas de 1 cm. de espesor. Se pueden armar con las manos o con el tradicional hamburguesero.

En una sartén pincelar con ghee o manteca y colocar las hamburguesas. Dorar de ambos lados cuidadosamente para que no se desarmen. Si no, utilizar horno a temperatura moderada. Retirar y dejar entibiar.

Hamburguesas de mijo y tofu

<u>Rendimiento</u>: Entre 4 y 6 Hamburguesas

(Ver Foto 22 en Material interactivo)

- 200 g. de tofu orgánico.
- 150 g. de mijo pelado, remojado durante 6 horas con una cucharada de jugo de limón.
- 3 cucharadas de verdeo picado
- 1 zanahoria chica cortada en trocitos pequeños
- Sal rosada a gusto
- 1 cucharadita de Cúrcuma
- 1 cucharada de levadura nutricional
- 1 cucharada de semillas de lino molidas
- 2 cucharadas de ghee o manteca

<u>Preparación</u>:

Cocinar a fuego bajo el mijo hasta que se evapore toda el agua. Tiene que quedar bien sequito. Dejar entibiar.

Pincelar una sartén con ghee y rehogar por 5 minutos aproximadamente el verdeo y la zanahoria.

En un recipiente colocar el mijo, el tofu, sal, la cúrcuma, la levadura de cerveza, las semillas y los vegetales rehogados. Mezclar bien la preparación y formar con las manos hamburguesas de 1 cm de espesor. Se pueden armar con las manos o con el tradicional hamburguesero.

En una sartén pincelar con ghee o manteca y colocar las hamburguesas. Dorar de ambos lados cuidadosamente para que no se desarmen. Retirar y servir.

Hamburguesas de quínoa y garbanzos

Rendimiento: Entre 4 y 6 Hamburguesas

- 200g de garbanzos remojadas toda la noche con un trozo de alga Kombu
- 150 g de quínoa remojado durante 6 horas con una cucharada de jugo de limón
- Sal rosada a gusto
- 1 cucharadita de Cúrcuma
- 1/2 cucharadita de semillas de hinojo
- 1/2 cucharadita de semillas de comino
- 1 puerro

- 2 cucharadas de ghee
- 1 cucharada de aceite de oliva primera prensión en frío

<u>Preparación:</u>
Cocinar a fuego bajo los garbanzos con dos a tres partes de agua junto con el Alga kombu, hasta que estén tiernas. Escurrir. Triturar con una procesadora.

Cocinar la quínoa a fuego mínimo con dos partes de agua hasta que esta se evapore por completo. Entibiar.

En una sartén rehogar en ghee, durante 2 minutos, el puerro cortado en trozos pequeños.

En un recipiente colocar los garbanzos triturados, la quínoa, el comino y el hinojo previamente triturado con mortero, sal, la cúrcuma, el oliva y el puerro. Mezclar bien la preparación y formar con las manos hamburguesas de 1 cm. de espesor. Se pueden armar con las manos o con el tradicional hamburguesero.

En una sartén pincelar con ghee u oliva y colocar las hamburguesas. Dorar de ambos lados cuidadosamente para que no se desarmen. Retirar y servir.

La **levadura nutricional** es un suplemento dietario de un alto valor nutricional. Contiene minerales tales como hierro, cobre, zinc y calcio y es fuente natural de proteínas. Contiene altos niveles de vitaminas del complejo B, como ácido fólico, tan importante durante el embarazo.

Risottos integrales

Arroz yamani con nituke de vegetales al curry
<u>Rendimiento:</u> 4 porciones

(Ver Foto 22 y 23 en Material interactivo)

- 400g de arroz integral yamaní
- 1 zanahoria mediana
- 1 verdeo
- ¼ de cebolla
- 1 zuchini o zapallito verde mediando
- 100 gr de calabaza
- 100 gr de brócoli (la parte blanda)
- ½ morrón verde o colorado
- 1 cucharada de ghee
- 2 ramitas de perejil picado
- 80 gramos de almendras activadas (fuente de proteína y grasas)
- 1 cucharadas de aceite de oliva.

- Salmuera o sal rosada a gusto
- 1 cucharadita de Cúrcuma
- ½ cucharadita de jengibre en polvo
- 1 cucharadita de curry

<u>Preparación:</u>

Colocar el arroz en una cacerola a fuego bajo con 2 partes de agua y cocinar hasta evaporar toda el agua y el arroz esté tierno. Retirar del fuego y reservar.

Lavar los vegetales. La zanahoria, la cebolla, el morrón, la calabaza y el zuchini cortarlos en julianas y el verdeo en trozos pequeños.

Nituke:

Pincelar una cacerola con ghee u oliva y llevar a fuego pelusa. Colocar los vegetales en este orden: cebolla, verdeo (parte blanca), zanahoria, morrón, calabaza, brócoli y zuchini. Tapar la cacerola y dejar cocinar hasta que apenas ablanden su fibra pero que aún conserven sus colores y formas.

El orden es desde los vegetales más duros a los más blandos. La cebolla debe ir siempre abajo para evitar que estos se peguen. También se puede preparar con los vegetales en finas en rodajas.

Apagar el fuego. Agregar las hojas de verdeo picadas, las especias, el arroz, oliva y las almendras. Integrar suavemente y servir.

Cúrcuma, una farmacia en sí misma...

En occidente se la considera una hierba culinaria mientras que en oriente es considerada una farmacia en sí misma ya que tiene efectos terapéuticos sobre los aparatos digestivos, respiratorio, cardiovascular, osteoarticular e inmunológico. Se debe consumir con precaución en los desequilibrios Pitta con ictericia y hepatitis, en los pacientes anticoagulados y en la mujer embarazada.

Es un excelente antibiótico natural que mejora la digestión y promueve la flora intestinal. Se ha demostrado que puede inhibir el desarrollo de bacterias, hongos y virus. Es antiinflamatorio y es utilizado en el tratamiento de la artritis, ya que combinada con otras hierbas reduce el dolor y la rigidez. Fortalece los ligamentos de las articulaciones siendo útil para los practicantes de hatha yoga. Purifica los canales sutiles del cuerpo y limpia los chakras. Equilibra a Kapha y agrava a Vata y Pitta si se consume en exceso.

Chop suey
Rendimiento: 4 porciones

(Ver Foto 24 en Material interactivo)

- 400g de arroz integral yamaní
- 1 zanahoria mediana
- 1 verdeo
- ¼ de cebolla
- 1 zuchini o zapallito verde mediando
- 1 berenjena chica
- 100 gr de repollo blanco
- 1 cucharada de ghee
- 80 gramos de almendras activadas (fuente de proteína y grasas)
- 1 cucharadas de aceite de oliva.
- Salmuera o sal rosada a gusto
- 120 gramos de tofu
- ½ cucharadita de jengibre en polvo
- 1 trozo de alga kombu remojada
- 1 cucharadita de miso
- Salsa de soja orgánica cantidad necesaria

Preparación:

Colocar el arroz en una cacerola a fuego bajo con 2 partes de agua y cocinar hasta evaporar toda el agua y el arroz esté tierno. Retirar del fuego y reservar.

Lavar los vegetales. La zanahoria, la cebolla, el repollo, la berenjena, la calabaza y el zuchini cortarlos en julianas y el verdeo en trozos pequeños.

Nituke:

Pincelar una cacerola con ghee u oliva y llevar a fuego pelusa. Colocar los vegetales en este orden: cebolla, verdeo (parte blanca), zanahoria, berenjena, y zuchini. Tapar la cacerola y dejar cocinar hasta que apenas ablanden su fibra pero que aún conserven sus colores y formas.

Apagar el fuego. Agregar las hojas de verdeo picadas, el repollo, el alga kombu en julianas y el tofu en cubos. Volver a tapar por 5 minutos hasta que reduzca el repollo. Revolver e incorporar la salsa de soja a gusto.

Condimentar el arroz tibio con miso, oliva, salsa de soja y jengibre. Agregarle los vegetales, las almendras y mezclar suavemente. Servir.

El **Miso** es un probiótico de origen vegetal. Favorece la digestión porque contiene ácido láctico y bacterias similares a las del intestino. Ayuda a eliminar las toxinas, es rico en proteínas y minerales tales como el sodio, calcio y potasio.

Risotto de rúcula y tomates secos

(Ver Foto 25 en Material interactivo)

Este risotto es muy fácil de hacer. La cocción del arroz es la misma para todos los risottos.

Para una porción hay que tomar un puñado de hojas de rúcula previamente lavadas. Colocar en una sartén 1 cucharada de oliva a fuego pelusa y agregar las hojas. (si el cabito es muy duro lo separo de las hojas y lo agrego primero). Tener listos unos tomates secos hidratados aproximadamente 8 medianos y 4 aceitunas negras descarozadas.

Revolver las hojas de rúcula y apenas cuando comienzan a reducir, pero que todavía conservan todo su color, apagar el fuego y agregar los tomates secos y las aceitunas.

Mezclar esta preparación con el arroz, condimentando con sal, pimienta y oliva si hace falta, y puedo agregarle una proteína que puede ser escamas de un queso gouda organico o nueces activadas. ¡Listo para servir!

Risotto de hongos

(Ver Foto 26 en Material interactivo)

Colocar en una sartén una cucharada de aceite de oliva a fuego pelusa y agregar, por porción, un puñado de puerros cortados, 4 champignones medianos previamente lavados y cortados en rodajas.

Revolver y esperar a que apenas reduzcan. Apagar el fuego y colocar, por porción, ocho hongos de pino y tres hongos shitake, previamente remojados y escurridos. Mezclar y listo.

Juntar esta preparación con el arroz, condimentando con sal rosada, oliva y pimienta negra.

Los **Hongos Shiitake** se consideran en Japón un elixir de vida. Son recomendados para equilibrar el colesterol y la tensión arterial. Inhiben el crecimiento de tumores y tienen gran cantidad de aminoácidos libres de fácil asimilación y suave efecto afrodisíaco. Poseen un exquisito y delicado sabor.

Pasteles y cazuelas

Pastel de quínoa, vegetales y cúrcuma

(Ver Foto 27 en Material interactivo)

<u>Ingredientes por porción</u>

- 100 gramos de quínoa bien enjuagada y remojada por un mínimo de 6 horas con una cucharada de jugo de limón

- 40 gramos de mijo remojado por un mínimo de 6 horas con una cucharada de jugo de limón

- 1/2 zuchini cortado en julianas

- ½ zanahoria cortada en julianas

- 100 gramos de calabaza cortada en julianas

- 1/2 verdeo cortado en trozos pequeños

- 4 tomates secos hidratados

- 2 cucharada de aceite de oliva

- Salmuera o sal rosada a gusto

- Pimienta a gusto

- ½ cucharadita de cúrcuma

- curry ahumado (opcional) a gusto

- 40 gramos de queso gouda orgánico rayado en hebras (o Rawmesam, ver receta)

<u>Preparación</u>:

Cocinar la quínoa y el mijo juntos con 2 partes de agua hasta que esta se evapore y los cereales queden bien cocidos. Retirar del fuego y condimentar con sal, oliva, cúrcuma, curry y pimienta negra a gusto.

En una sartén colocar una cucharada de oliva, el verdeo, la zanahoria, el zuchini, la calabaza. Tapar y rehogar por unos minutos. Retirar del fuego y agregar los tomates secos cortaditos. Condimentar con sal, curry, cúrcuma y pimienta.

En una fuente pincelada con ghee u oliva colocar con las manos húmedas una capa de quínoa, luego una capa de vegetales y espolvorear con queso. Luego colocar otra capa de quínoa, otra de vegetales y terminar con el queso. Espolvorear con orégano y oliva. Se puede llevar a un horno precalentado y apagado para que apenas se derrita el queso de la superficie. Retiramos y servimos.

Recordá que para cualquier plato, los vegetales pueden ser reemplazados según los de estación.

La **Quínoa** es considerada un súper cereal y formaba parte de la alimentación diaria de la cultura Inca, Maya y Azteca por su elevado valor nutricional.

Es rica en **proteínas**, **vitaminas** del complejo B, vitamina C, E, y tiene un alto contenido de **minerales**, tales como fósforo, hierro, potasio, magnesio y calcio entre otros. Posee un sabor agradable y una textura suave.

Se sugiere **enjuagarla** bien la quínoa 2 o 3 veces para sacarle la saponina que, consumida en cantidad es tóxica, y luego se deja en remojo. Los demás cereales también son recomendables enjuagarlos una vez para sacarles el polvillo y pequeñas piedritas que puedan tener.

Cazuela de lentejas con salsa de tomates secos

(Ver Foto 28 en Material interactivo)

El invierno suele ser un buen momento para consumir lentejas pero no es época de tomates como para hacer una salsa, así es que los tomates secos deshidratados son una buena opción para utilizar en esta época.

Ingredientes por porción:
- 100 gramos de lentejas previamente remojadas con alga kombu
- ½ verdeo cortado en trocitos
- ½ zanahoria cortada en trocitos
- 6 tomates secos hidratados
- Orégano y tomillo seco a gusto
- 1 cucharada de aceite de oliva
- Salmuera a gusto
- Pimienta negra a gusto
- ½ cucharadita de pimentón dulce

Preparación:
Cocinar las lentejas con dos partes de agua y el alga kombu a fuego bajo hasta que estén tiernas. En una olla pincelar con oliva y agregar el verdeo y las zanahorias. Rehogar por unos minutos.

Por otro lado procesar los tomates hidratados utilizando el agua de remojo hasta obtener una salsa.

Apagar el fuego de los vegetales, agregar las lentejas cocidas y la salsa de tomate. Condimentar con hierbas, oliva, pimentón, salmuera y pimienta negra a gusto. Servir en una cazuelita de barro, agregarle una cucharada tamaño té de aceite de lino y un puñadito de brotes de alfalfa.

Cazuela de porotos aduki y vegetales

(Ver Foto 29 en Material interactivo)

<u>Ingredientes por porción</u>:

-   100 gramos de porotos aduki previamente remojadas con alga kombu
-   ½ verdeo cortado en trocitos
-   ½ zanahoria cortada en cubitos
-   ½ papa cortada en cubitos
-   ½ batata cortada en cubitos
-   4 tomates secos hidratados
-   Orégano y tomillo seco a gusto
-   1 cucharada de aceite de oliva
-   Salmuera a gusto
-   Pimienta negra a gusto
-   ½ cucharadita de pimentón dulce

<u>Preparación</u>:

Cocinar los porotos con tres partes de agua y el alga kombu a fuego bajo hasta que estén tiernos. En una olla colocar la papa y la batata y agregar un centímetro de agua, tapar bien y cocinar a fuego pelusa hasta que estén tiernas pero que no se desarmen. Controlar para que no se peguen y si es necesario agregar un poquito más de agua.

En una olla pincelar con aceite de oliva y agregar el verdeo y las zanahorias. Rehogar por unos minutos.

Por otro lado procesar los tomates hidratados utilizando el agua de remojo hasta obtener una salsa.

Apagar el fuego de los vegetales, agregar los porotos cocidos, las papas y batatas, y la salsa de tomate. Agregar agua si es necesario y condimentar con hierbas, oliva, pimentón, salmuera y pimienta negra a gusto.

Servir en una cazuelita de barro, agregarle una cucharada tamaño té de aceite de lino y un puñadito de brotes de alfalfa.

Pizzas más saludables

Pizza Integral Orgánica

(Ver Foto 30 en Material interactivo)

Esta es una receta fácil para preparar una pizza con masa fermentada para neutralizar los antinutrientes propios de los cereales y semillas que inhiben la asimilación de ciertos minerales como el hierro, el calcio y el zinc. Además, de esta manera trasformamos los almidones volviéndolos más asimilables.

<u>Ingredientes</u>:
- 300 g. de harina integral de trigo extra fina
- 15 g. de levadura fresca o seca de buena calidad
- 1 cucharada de azúcar integral de caña tipo mascabo
- 2 cucharadas de ghee o aceite de oliva
- 1/2 cucharadita de sal rosada
- Agua tibia cantidad necesaria
- 150 gramos de queso orgánico

<u>Preparación</u>:
En un recipiente colocar la harina, la sal rosada y mezclar bien. Realizar un agujero en el centro. Colocar en este orden: 1 cucharada de ghee o aceite de oliva, la levadura, el azúcar y un poco de agua tibia. Dejar reposar por 15 minutos en lugar templado.

Luego juntar toda la preparación agregando agua hasta lograr una masa homogénea. Amasar bien, colocar en un recipiente y ponerle una fina capa de aceite de oliva sobre la superficie para que no se seque. Tapar con un paño y dejar fermentar fuera de la heladera por un período no menor a 4 horas. Un tiempo promedio puede ser 8 horas, aunque podemos dejarla hasta 24 horas sin ningún inconveniente. A mayor tiempo, más asimilable para nuestro organismo pero pierde consistencia esponjosa y tiene un sabor a fermento más pronunciado. Es cuestión de irnos acostumbrando...

Cuando tenemos el bollo listo lo estiramos y lo colocamos en una pizzera previamente pincelada con ghee y la dejamos leudar por 20 minutos. Luego cocinar en horno mínimo entre 20 y 30 minutos aproximadamente. Apagamos el horno, agregamos la salsa y el queso troceado. Llevamos nuevamente al horno (apagado) hasta que apenas comience a derretirse el queso.

Retirar, rociar con aceite de oliva y espolvorear con orégano.

Salsa fácil

Hidratar unos tomates secos, escurrir y procesar. Agregarle oliva, sal, pimienta, romero o tomillo y terminar de procesar. Si es necesario agregale agua para lograr la consistencia deseada.

Datos a tener en cuenta:

- No cocinar el queso así no se transforman sus proteínas y no pierde nutrientes.
- Que no se queme la base porque genera sustancias tóxicas.
- Acompañar siempre con hojas verdes que son las que van a incorporar las enzimas necesarias para una buena digestión.

iA disfrutar!

De la Huerta de la Abuela

El **Romero** pertenece a la familia de la menta. Tiene un sabor intenso y similar a pino. Se utiliza tanto fresco como seco. Disminuye los dolores de cabeza, la presión alta y el mal aliento. Es digestivo y relajante.

El **Orégano** es muy bueno para el asma y como expectorante de catarros. Promueve la digestión.

Pizza de Mijo, espinacas, nueces, hongos de pino y tomates secos

(Ver Foto 31 en Material interactivo)

Esta pizza es una buena opción tanto para celíacos como para veganos, dado que no utilizamos ni queso ni harinas.

Ingredientes:
- 1 tazas de mijo
- 1 verdeo mediano
- 1 cucharada de ghee
- ½ cucharadita de cúrcuma
- Salmuera cantidad necesaria
- ½ atado de espinaca o de rúcula
- ½ taza de tomates secos hidratados

- 1 verdeo cortado en trozos pequeños
- 100 gramos de nueces activadas
- 1 taza de hongos de pino remojados
- Pimienta negra a gusto

<u>Preparación</u>:

Lavar bien y cocinar el mijo con 2 partes de agua. Retirar del fuego y reservar.

Cortar el verdeo y saltearlo en ghee o aceite de oliva. Unir las dos preparaciones, sazonar con sal, pimienta, cúrcuma y oliva a gusto.

Colocar en una pizzera previamente pincelada con ghee o aceite de oliva y llevar a horno moderado hasta apenas dorar.

En una sartén pincelar con oliva y colocar el verdeo, y las hojas verdes. Saltar hasta apenas reducir. Apagar el fuego y agregar las nueces, los tomates secos y los hongos bien escurridos. Condimentar con sal rosada y pimienta negra.

Colocar esta preparación por encima de la base de mijo y rociar a gusto con salsa de soja orgánica y oliva. Servir.

El **Mijo** es un cereal energético, digestivo y diurético. Tiene un alto contenido de proteínas. Es rico en vitamina A, B, y PP. Tiene alto contenido en hierro, calcio fósforo, potasio, sodio, magnesio, fluor, zinc y manganeso. Es muy rico en sales minerales y es considerado un alimento anti-estrés.

Haciendo nuestros propios brotes y germinados

(Ver Fotos 32, 33 y 34 en Material interactivo)

La mejor manera de consumir brotes y germinados es haciéndolos nosotros mismos. De esta manera podemos saber el origen de la semilla que utilicemos, el tiempo de vida de los brotes, además de saber si fueron bien enjuagados durante su proceso. También es una oportunidad para crear y dar vida. Disfrutar de lo maravilloso que es ver nacer los brotes y como crecen día a día como un regalo a nuestro amor y dedicación. Nos conecta con la fuerza de la creación que se encuentra intrínseca dentro de la semilla dormida, y que despertará a la luz para darnos vida.

¡Fundamental! Para que haya vida tiene que haber amor y este se da a través de nuestra presencia e intención casi constantes.

Otro punto a tener en cuenta es que las semillas tienen que ser orgánicas, sino no germinan adecuadamente.

Brotes

Para comenzar a hacer nuestros propios brotes podemos utilizar semillas de calabaza (las podemos retirar de nuestras calabazas orgánicas, las dejamos secar a la intemperie y luego las guardamos en un frasco hermético listas para usar) o semillas de girasol sin pelar.

Buscamos una maseta con tierra o sustrato orgánico rico en nutrientes y colocamos las semillas cubriendo la superficie pero que no estén encimadas entre sí. Tapamos con tierra y regamos con abundante agua. Las semillas para germinar necesitan calor y humedad. No es necesario que estén al sol. Una vez que brotaron, que podemos ver sus hojitas, podemos potenciar su energía exponiéndolos al sol.

Seguramente algunos brotes nacerán primero otros después, así que podemos ir tomando los brotes que vayan saliendo para nuestras distintas preparaciones mientras esperamos pacientemente al resto de los brotes.

El momento de consumo es mientras tengan los dos cotiledones (hojitas primeras) que es cuando posee todo su potencial. Luego vamos a ver que comienzan a nacer las verdaderas hojas de la planta. Lo ideal es consumirlos antes de que esto suceda.

Germinados

Una de las semillas que no falla a la hora de germinar es la alfalfa. Se recomienda comenzar por esta y luego ir pasando a otras como las lentejas, los porotos mung, el mijo o la quínoa. Si bien todas las legumbres se pueden germinar hay algunas que no son recomendables consumir crudas como los brotes de alubias o aduki dado que todavía conservan una parte de sus anti nutrientes. En este caso, una vez germinados, podemos incorporarlos a un nituke, luego de apagar el fuego, tapando la olla por 5 minutitos.

Para comenzar con el germinado tomamos un frasco de vidrio de 500 cc. bien limpio, colocamos aproximadamente dos cucharadas de semillas. Podemos ir multiplicando esta cantidad si el frasco que utilizamos es más grande. Las tapamos con agua y las dejamos en remojo durante 8 horas. Escurrimos el agua, enjuagamos y tapamos la abertura del frasco con una gasa sujetada con una bandita elástica. Colocamos el frasco de manera inclinada (ver foto en material interactivo) buscando que pueda entrar al frasco la suficiente oxigenación y a su vez eliminar todo el excedente de agua.

Es necesario enjuagar el frasco entre 3 y 4 veces por día en verano y 2 veces por día en invierno, aproximadamente, dependiendo de la calefacción del lugar.

Los brotes estarán listos aproximadamente dentro de los 5 a 7 días. Es necesario seguir enjuagándolos para mantenerlos frescos y que se escurran con el agua las cascaritas de las semillas.

Para consumirlos, simplemente vamos retirando del frasco la cantidad deseada para cada plato.

Una vez que los brotes están listos se pueden guardar en la heladera para una mejor conservación.

Se recomienda preparar la cantidad que voy a utilizar de acuerdo a mi grupo familiar en el lapso de una semana.

Suele suceder, al principio, que uno quiere germinar todo lo que encuentre y luego termina siendo pesado dado el tiempo que tenemos para dedicarles. En lo personal, voy variando el germinado según la semana o la estación. En verano voy a buscar los más livianos para acompañar ensaladas y en invierno más bien legumbres para incorporar a un rehogado de vegetales o al nituke.

Por lo general preparo no más de 2 variedades distintas por semana.

Van a notar que utilizan bastante agua en enjuagar los brotes, les sugiero como una actitud ecológica, ir reservando el agua para luego utilizarla en el riego de las plantas. Así le estaremos dando un segundo uso a este recurso tan importante y que tenemos que cuidar hoy en día.

Ensaladas frescas y completas

Las ensaladas nos permiten incorporar de manera simple alimentos crudos, (con gran cantidad de vitaminas y minerales) a nuestra dieta, y pueden ser una comida liviana tanto para los almuerzos como para la cena. Podemos acompañar nuestras hamburguesas, por ejemplo, o consumirlas como único plato. Para esto deben estar bien balanceadas. A continuación vemos una guía de cómo armar nuestras ensaladas para que sean nutritivas, sabrosas y completas.

Armá tu ensalada a gusto con uno o dos ingredientes de cada ítem respetando la combinación de alimentos

• Vegetales frescos (vitaminas y minerales)

Hojas verdes como lechugas, rúcula, radicheta, berro, perejil, albahaca y apio, endivias, tomate, zanahoria, pepino, tomates secos, champiñones, brotes y germinados entre otros.

Vegetales masajeados (en donde simplemente con un poco de salmuera y aceite de oliva usamos nuestras manos para masajear los vegetales permitiendo lograr una pre digestión al ablandar la fibra de estos alimentos.

Podemos aplicar esta técnica a vegetales tales como el repollo, el brócoli crudo (parte blanda), la remolacha y los zuchini cortados en julianas.

• Proteínas

Legumbres bien cocidas o germinadas, frutos secos activados (nueces, almendras, avellanas, castañas de cajú, etc.), huevo de campo, queso orgánico en hebras, mayonesa de girasol, queso de tofú o tofú apenas salteado en oliva, etc.

• Cereales (Hidratos, proteínas y minerales)

Pueden estar bien cocidos o germinados. Quínoa, mijo, arroz yamaní, avena, 1 o 2 rodajas de pan integral de trigo o centeno fermentado, etc

• Grasas

Todas de primera prensión en frio y orgánicas. Aceite de oliva, de sésamo, girasol, palta, aceite de coco, ghee.

• Ácidos grasos esenciales

Aceite de lino o chia. Semillas de lino molidas o semillas de chia activadas.

• Adicionales que pueden enriquecer tus ensaladas

Salsa de soja orgánica, algas kelp, espirulina, semillas de sésamo molidas o activadas, semillas de calabaza o girasol activadas, rawmesan, semillas de lino molidas, levadura nutricional, etc.

Sugerencias de aliños para las ensaladas

Girasol y Jengibre

-       2 cucharadas de semillas de girasol activadas (Omega 6 y proteínas)
-       1 cucharada de aceite de oliva (Omega 9)
-       1 cucharadita de aceite de lino (Omega 3)
-       1 cucharada de limón
-       1 rodaja de jengibre fresco
-       1 cucharadita de miel
-       Agua cantidad necesaria

<u>Preparación</u>: colocar en la procesadora todos los ingredientes, procesar e ir agregando el agua hasta obtener una consistencia más bien chirla.

Palta y limón

(Ver Foto 35 en Material interactivo)

- ¼ de palta
- el jugo de medio limón
- 1 cucharadas de aceite de oliva
- 1 cucharada de semillas de lino molidas
- Salmuera a gusto
- 1 rodaja de jengibre fresco
- agua cantidad necesaria

<u>Preparación</u>: En una procesadora colocar la palta, el limón, el lino, el aceite de oliva, el jengibre y la salmuera. Procesar, agregar agua si es necesario hasta obtener la consistencia deseada. Incorporar a la ensalada. Mezclar bien y servir.

Tomates secos y nueces

-       8 tomates secos hidratados
-       20 gramos de nueces activadas
-       1 cucharada de aceite de oliva
-       1 cucharadita de aceite de lino
-       Romero y tomillo a gusto
-       Pimienta negra a gusto
-       Salmuera a gusto

- 1 cucharadita de azúcar integral tipo mascabo
- Agua de remojo cantidad necesaria

<u>Preparación</u>: En una procesadora colocar todos los ingredientes. Procesar, agregar agua si es necesario hasta lograr la consistencia deseada. Incorporar a la ensalada. Mezclar bien y servir.

Algas Kelp: Son ricas en proteínas, potasio, yodo, calcio, magnesio, hierro, fósforo, zinc y vitamina A y B. Protegen y desintoxican al organismo de las radiaciones y los metales pesados. Protegen las mucosas, son anticancerígenas y evitan depósitos grasos en el hígado.

Preparando nuestro Pan

Pan de Trigo Integral

(Ver Foto 36 en Material interactivo)

El grano de trigo ha sufrido muchas transformaciones a lo largo del tiempo. Esta es una de las causas de la gran intolerancia que existe hoy en día a su proteína: el gluten.

Lo que se puede conseguir hoy es harina de trigo Espelta que pareciera ser una semilla muy similar a la original que podría generar menos intolerancia que el trigo común.

Pero si no conseguimos, y asimilás bien esta proteína podrías utilizar el trigo común, siempre que sea orgánico y de una molienda fresca.

Y si aparece un gorgojo dentro de tu harina, no te preocupes. Significa que tu alimento está lleno de vida y por eso produce vida.

<u>Rendimiento</u>: 1 Pan de 500 gramos

<u>Ingredientes</u>:
- 250 g. de harina integral de trigo espelta extra fina
- 15 g. de levadura fresca o seca
- 1 cucharada de azúcar integral de caña
- 1 cucharada de ghee o aceite de oliva
- 1/2 cucharadita de sal rosada del Himalaya
- 2 cucharadas de semillas de lino activadas o molidas
- 2 cucharadas de semillas de girasol activadas
- Agua tibia cantidad necesaria

<u>Preparación</u>:

En un recipiente colocar la harina, la sal rosada y mezclar bien. Realizar un agujero en el centro. Colocar en este orden: 1 cucharada de ghee o aceite de oliva, la levadura, el azúcar y un poco de agua tibia. Dejar reposar por 15 minutos en lugar templado.

Luego juntar toda la preparación agregando agua hasta lograr una masa homogénea. Amasar bien, colocar en un recipiente y ponerle una fina capa de aceite de oliva sobre la superficie para que no se seque. Tapar con un paño y dejar fermentar fuera de la heladera por un período no menor a 4 horas. Un tiempo promedio puede ser 8 horas, aunque podemos dejarla hasta un día completo sin ningún inconveniente. A mayor tiempo, más asimilable para nuestro organismo pero pierde consistencia esponjosa y tiene un sabor a fermento más pronunciado. Es cuestión de acostumbrarnos gradualmente.

Colocamos el bollo en una fuente para horno previamente pincelada con ghee y la dejamos leudar hasta que duplique su tamaño. Luego cocinar en horno mínimo durante 30 minutos aproximadamente. Retiramos del horno y dejamos enfriar.

Pan de Trigo Integral con semillas de lino y girasol

<u>Rendimiento</u>: 1 Pan de 500 g.

<u>Ingredientes</u>:
- 250 g. de harina integral de trigo espelta extra fina
- 15 g. de levadura fresca o seca
- 1 cucharada de azúcar integral de caña
- 1 cucharada de ghee o aceite de oliva
- 1/2 cucharadita de sal rosada del Himalaya
- 2 cucharadas de semillas de lino activadas o molidas
- 2 cucharadas de semillas de girasol activadas y escurridas
- Agua tibia cantidad necesaria

<u>Preparación</u>:

En un recipiente, colocar la harina, la sal rosada y mezclar bien. Realizar un agujero en el centro. Colocar en este orden: 1 cucharada de ghee o aceite de oliva, la levadura, el azúcar y un poco de agua tibia. Dejar reposar por 15 minutos en lugar templado.

Luego juntar toda la preparación, incorporar las semillas agregando agua hasta lograr una masa homogénea. Amasar bien, colocar en un recipiente y ponerle una fina capa de aceite de oliva sobre la superficie para que no se seque. Tapar con un paño y dejar fermentar fuera de la heladera por un período no menor a 4 horas. Un tiempo promedio puede ser 8 hs., aunque podemos dejarla hasta 24 hs. sin ningún inconveniente. A mayor tiempo, más asimilable para nuestro organismo pero pierde consistencia esponjosa y tiene un sabor a fermento más pronunciado. Es cuestión de irnos acostumbrando...

Cuando tenemos el bollo listo lo estiramos y lo colocamos en una pizzera previamente pincelada con ghee y la dejamos leudar por 20 minutos. Luego cocinar en horno mínimo entre 20 y 30 minutos aproximadamente. Apagamos el horno, agregamos la salsa y el queso troceado. Llevamos nuevamente al horno (apagado) hasta que apenas comienza a derretirse el queso. Retirar, rociar con oliva y espolvorear con orégano.

Masa deshidratada de lino para hacer rolls o galletas saladas (Raw Food)

(Ver Foto 37 en Material interactivo)

Para comenzar con nuestras primeras masas deshidratadas partiremos de una receta base y luego podemos ir variando algunos ingredientes para realizar otras preparaciones.

Masa para rolls

Ingredientes:
- 200 gr. de semillas de lino molido
- 200 gr. de zuchini
- 2 cucharadas de aceite de oliva primera prensión en frío
- 1 cucharadita de sal rosada del Himalaya
- 1 cucharadita de cúrcuma
- Un toque de pimenta negra de molinillo
- Agua cantidad necesaria

Colocar todos los ingredientes en una licuadora menos el agua. La misma la vamos incorporante lentamente hasta obtener una consistencia cremosa pero no muy chirla.

Podemos colocar la preparación en una placa para deshidratador o, sino contamos con este, podemos utilizar una fuente para horno, le colocamos papel manteca y esparcimos la preparación en la fuente con un espesor de 1 centímetro.

Llevamos al horno, a fuego mínimo con la tapa del horno abierta.

Cuando se seque la parte de arriba, damos vuelta, retiramos el papel manteca y apenas marcamos la masa dividiéndola en 4 partes. Volvemos a llevar al horno.

El tiempo de secado dependerá del horno de cada persona, pero podemos hablar de un mínimo de 3 horas de cada lado.

También podemos utilizar el horno eléctrico que nos permite regular mejor la temperatura, pero este suele tardar bastante y consume mucha energía eléctrica.

El punto es una masa deshidratada pero flexible que me permite doblarla sin que se rompa.

Galletas de lino

(Ver Foto 38 en Material interactivo)

Para hacer unas craker saladas podemos utilizar la misma preparación que para la masa flexible. Le podemos dar más sabor con 2 cucharadas de salsa de soja y un poco de orégano y tomillo.

Una vez que tenemos lista la masa la vamos a colocar sobre la fuente de manera rectangular, cubriendo toda la superficie. Llevamos a deshidratar de un lado y cuando esté listo, retiramos, damos vuelta, quitamos el papel manteca y con un cuchillo vamos a marcar las formas de las galletas que pueden ser cuadradas o rectangulares.

Llevamos nuevamente al horno con la puerta abierta y esta vez vamos a buscar una consistencia más crocante para lo cual lo dejaremos en el horno por un tiempo mayor que a la masa flexible.

Bruschetas, sándwiches y rolls super rápidos y nutritivos

¡Un clásico!

Corta dos rodajas del pan que más te guste colocá a uno de los panes una feta de un queso orgánico cremoso y llevalo al horno (si es eléctrico mejor), por unos minutitos, sólo hasta que apenas comience a derretirse el queso. ¡Recorda! Temperatura mínima. Cuando esté listo, lo sacas, le pones unas hojas de rúcula fresca, unos tomates secos hidratados, oliva y, ¡a disfrutar!

¡Con zuchinis!

La masa del pan estirala como si fueras a hacer una pizza, como para hacer un pan chato tipo árabe. Cuando esté cocida cortala en porciones rectangulares. Podes tener el pan previamente hecho y conservado en la heladera. Si es así entibialos un poquito. Podés secarlo para darle crocantes. ¡Pero no te pases que aparecen las toxinas!

Corta un rectángulo por la mitad, agregale unas fetas de queso gouda orgánico, unas rodajas bien finas de zuchinis frescos, salsa de soja orgánica, oliva y pimienta, ponele la tapa y listo.

Con mayonesa de tofú

Corta una rodaja de pan y apenas sécala en el horno con un poquito de aceite de oliva pero sin tostarla demasiado. Cuando esté lista, le agregamos la mayonesa de tofu, un puñado de zanahoria masajeada en oliva y unos brotes de alfalfa. Si queres agregá un toque de salsa de soja.

El infaltable de palta

Rodaja de pan apenas tostadita, unos gajos de palta y rodajas de tomate fresco. Espolvoreamos con semillas de lino molido y algas kelp, aceite de lino y a disfrutar.

Si le encontrás el punto al pan podés hacer que te quede crocante y sabroso sin necesidad de llegar al tostado.

Roll con masa de lino (Raw)

Disponer un cuadrado de nuestra masa deshidratada le colocamos unas hojas verdes, repollo en tiras, zanahoria rallada, mayonesa de palta, brotes de alfalfa, espolvoreamos con alga kelps y rociamos con aceite de oliva. Cerramos y está listo para disfrutar.

Sándwiches con masa de lino (Raw)

(Ver Foto 39 en Material interactivo)

Las masas de lino son ideales para preparar sándwiches rápidos y muy nutritivos sin gluten. Mientras estamos deshidratando podemos marcar la masa en forma de triángulos para preparar nuestros sándwiches veganos.

Disponemos de unos de los triángulos le colocamos mayonesa de girasol, unas rodajas de tomate fresco, zanahoria y unos brotes de calabaza y alfalfa. Un toque de aceite de oliva y y listo.

Roll de alga Nori

(Ver Foto 40 en Material interactivo)

Rendimiento: 4 rolls

Ingredientes:
- 4 hojas de algas Nori orgánicas
- 8 hojas de lechuga
- 1 taza de brotes de alfalfa
- ½ taza de zanahoria rallada
- ½ manzana cortada en julianas
- perejil fresco picado
- mayonesa de girasol cantidad necesaria
- salsa de soja a gusto

Preparación:
Colocar sobre una tabla la hoja de alga nori y agregarle dos hojas de lechuga cubriendo la superficie del alga. Luego agregar, en línea horizontal, los vegetales en julianas, los brotes, las mayonesas y el perejil picado. Enrollar el alga cuidadosamente. Puedo ayudarme con la esterilla para que quede bien firme. Cortar con un cuchillo filoso y servir acompañado de salsa de soja a gusto.

Rawmesan

Este es un queso de semillas que por su sabor reemplaza al queso parmesano tradicional.

Ingredientes:
- 1 taza de semillas de calabaza
- ¼ taza de levadura nutricional
- ½ cucharadita de cúrcuma
- 1 cucharadita de sal rosada molida

<u>Preparación</u>:

Moler bien las semillas en una procesadora. Mezclar con los otros ingredientes. Utilizar para espolvorear sobre las comidas. Se conserva hasta 3 meses en la heladera.

Postres naturales

Arroz con leche, canela y miel

<u>Ingredientes (por porción)</u>

- 100 gramos de arroz yamaní
- 100 cc. de leche orgánica o leche de almendras
- 1 cucharada colmada de miel
- 1 ramita de canela
- Canela en polvo a gusto

<u>Preparación</u>:

Cocinar a fuego bajo el arroz con dos partes de agua y la rama de canela. Cuando se evapore toda el agua y el arroz esté cocido apagar el fuego y dejar enfriar. Agregarle la leche y la miel y reservar en la heladera por 30 minutos para que se integren los sabores. En el momento de servir espolvorear con canela.

<u>Nota</u>: No cocinamos la leche porque la cocción daña sus nutrientes y enzimas. La miel colocarla en frío porque en caliente se vuelve tóxica.

Flan de avellanas con salsa de frutos

(Ver Foto 41 en Material interactivo)

<u>Ingredientes para 8 porciones</u>:

Base
- 1 taza de avellanas remojadas y escurridas
- 1 taza de pasas de uva remojadas y escurridas
- 4 cucharadas de semillas de lino molidas en seco
- 1 cucharadita de extracto de vainilla

Centro
- 2 tazas de leche de avellanas
- 1 cucharadita de extracto de vainilla
- 1 cucharada de agar agar
- Miel a gusto

Salsa
- ¼ de frutillas frescas
- 2 cucharadas de miel

Preparación:

● **Base:** Colocar en una procesadora todos los ingredientes. Procesar bien y distribuir uniformemente en una fuente de vidrio.

● **Centro:** calentar ½ taza de la leche y agregar el agar agar disuelto en agua. Dejar hervir un minuto. Retirar del fuego, dejar entibiar, agregar la miel, la vainilla, el resto de la leche y volcar sobre la base de avellanas. Llevar a la heladera hasta que solidifique.

● **Salsa:** Procesar levemente las frutillas con la miel.
Retirar la tarta de la heladera, colocarle por encima la salsa y servir.

Brownie de Chocolate Natural

(Ver Foto 42 en Material interactivo)

Ingredientes:
- 150 gr. de harina de trigo espelta
- 150 gr. de azúcar integral tipo mascabo
- 2 cucharada de cacao amargo orgánico
- 1 huevo orgánico
- 6 cucharadas de ghee
- 50 g. de nueces activadas
- extracto de vainilla a gusto
- 1 cucharadita de bicarbonato de sodio
- 1 cucharadita de ralladura de limón
- leche de almendras o agua cantidad necesaria

<u>Preparación</u>:

Colocar en un recipiente el huevo, el azúcar, la vainilla, el ghee y mezclar bien. Incorporar el cacao, la algarroba y la harina lentamente. Agregar agua si es necesario hasta obtener la consistencia deseada. Llevar a la heladera por un mínimo de 2 horas aproximadamente para modificar los almidones. Retirar de la heladera, dejar templar, agregar las nueces activadas y el bicarbonato de sodio. Pincelar con ghee una fuente de vidrio para horno, agregar la preparación y llevar a horno mínimo durante 30 a 40 minutos.

Retirar, dejar enfriar y servir.

Azúcar Integral tipo mascabo: Es obtenida en forma artesanal, por evaporación del jugo de caña. No esta sometida a ningún proceso de refinación por tal motivo conserva todos sus fibras y minerales.

Mouse de chocolate
(Raw food)

Esta es una receta muy fácil para esas tardes donde nos tentamos con algo dulce y no tenemos nada preparado. Se realiza en 5 minutos y es un postre muy saludable, sin cocción ni lácteos ni gluten. El secreto es tener siempre unos frutos secos en remojo y semillas de lino molidas en un frasco hermético en la Heladera.

Para una porción grande o dos chicas
- 1 banana mediana
- 2 cucharadas de lino molido
- 2 cucharadas de miel
- 2 cucharadas de almendras activadas
- 2 cucharaditas de cacao amargo

Colocar todos los ingredientes en un recipiente y con un mixer procesar bien hasta obtener la consistencia de un mouse. Si es necesario agregar un poquito de agua. Podemos consumirlo directamente o llevarlo al freezer durante 7 minutos. ¡Y luego a disfrutar!

Para disfrutar en la merienda

Budin de vainilla, canela y nueces

Ingredientes:
- 150 gr. de harina de trigo espelta
- 150 gr. de azúcar integral tipo mascabo
- 1 cucharada de canela en polvo
- 1 huevo orgánico
- 3 cucharadas de ghee
- 50 g. de nueces activadas
- extracto de vainilla a gusto
- 1cucharadita de bicarbonato de sodio
- 1 cucharadita de ralladura de limón
- leche de almendras o agua cantidad necesaria

Preparación:
Colocar en un recipiente el huevo, el azúcar, la vainilla, el ghee y mezclar bien. Incorporar la canela y la harina lentamente. Agregar agua si es necesario hasta obtener la consistencia deseada. Llevar a la heladera por un mínimo de 2 horas aproximadamente para modificar los almidones. Retirar de la heladera, dejar templar, agregar las nueces activadas y el bicarbonato de sodio. Pincelar con ghee una budinera de vidrio para horno o un molde para budín de papel manteca, agregar la preparación y llevar a horno mínimo durante 30 a 40 minutos aproximadamente. Retirar, dejar enfriar y servir.

Budín de algarroba

Ingredientes:
- 150 gr. de harina de trigo espelta
- 150 gr. de azúcar integral tipo mascabo
- 2 cucharada de algarroba negra
- 1 huevo orgánico
- 3 cucharadas de ghee
- extracto de vainilla a gusto
- 1 cucharadita de bicarbonato de sodio
- 1 cucharadita de ralladura de limón
- leche de almendras o agua cantidad necesaria

Preparación:

Colocar en un recipiente el huevo, el azúcar, la vainilla, el ghee y mezclar bien. Incorporar la algarroba y la harina lentamente. Agregar agua, si es necesario, hasta obtener la consistencia deseada. Llevar a la heladera por un mínimo de 2 horas aproximadamente, para modificar los almidones. Retirar de la heladera, dejar templar y agregar el bicarbonato de sodio. Pincelar con ghee una budinera de vidrio para horno, o utilizar un molde de papel, agregar la preparación y llevar a horno mínimo durante 30 a 40 minutos.

Retirar, dejar enfriar y servir.

La **Algarroba** es un alimento energizante y que posee múltiples beneficios para tratar problemas respiratorios, dolor de garganta y afecciones digestivas como diarrea, indigestión, dolores estomacales e intestinales. Posee un 50 % de azúcar natural y solo un 10 % de proteínas. Es rica en taninos; este es un poderoso antioxidante natural. Es fuente de vitaminas pertenecientes al grupo B tales como B1 o tiamina, B2 o riboflavina, B3 o niacina y pro vitamina A o beta-caroteno. Entre sus principales minerales se encuentran el potasio, el fósforo, el magnesio, el calcio, el silicio y el hierro.

Muffins de manzana y canela

(Ver Foto 43 en Material interactivo)

Ingredientes para 6 Muffins:
- 150 gr. de harina de trigo espelta
- 150 gr. de azúcar integral tipo mascabo
- 1 manzana mediana pelada y cortada en cubitos
- 1 huevo orgánico
- 3 cucharadas de ghee
- extracto de vainilla a gusto
- 1 cucharadita de bicarbonato de sodio
- 1 cucharadita de ralladura de limón
- leche de almendras o agua cantidad necesaria

Preparación:

Colocar en un recipiente el huevo, el azúcar, la vainilla, el ghee y mezclar bien. Incorporar la canela y la harina lentamente. Agregar agua, si es necesario, hasta obtener la consistencia deseada. Llevar a la heladera por un mínimo de 2 horas aproximadamente para modificar los almidones. Retirar de la heladera, dejar templar, agregar la manzana y el bicarbonato de sodio. Disponer en un molde para muffins, enharinar y colocar la mezcla. Llevar a horno mínimo durante 30 minutos. Retirar, dejar enfriar y servir.

Esta preparación se puede elaborar sin ghee y sin huevo, quedando muffins veganos para consumir en el día.

Cokies de avena, pasas y maca

(Ver Foto 44 en Material interactivo)

Ingredientes para 4 masitas grandes:
- 100 gr. de avena arrollada orgánica
- 50 gr. de harina de trigo espelta
- 100 gr. de azúcar integral de caña tipo mascabo
- 50 gr. de almendras activadas
- 50 gr. de pasas de uva
- 3 cucharadas de ghee
- 1 cucharada de extracto de vainilla
- 1 cucharadas de harina de maca
- 1/4 cucharadita de café de bicarbonato de sodio

Preparación:
Colocar en un recipiente la avena, el azúcar, la maca, la vainilla, el ghee, las almendras troceadas y las pasas. Mezclar bien e incorporar la harina lentamente. Llevar a la heladera por un mínimo de 2 horas aproximadamente para modificar los almidones. Retirar de la heladera, dejar templar y agregar el bicarbonato de sodio. Pincelar con ghee una placa para horno, enharinar y con la ayuda de dos cucharas ir armando las masitas en forma circular sobre la placa. Llevar a horno mínimo durante 30 minutos.

Retirar, dejar enfriar y servir.

Esta preparación se puede elaborar sin ghee y quedan galletas veganas.

Maca: Esta planta energizante también se refiere como ginseng peruano (aunque la maca no forma parte de la misma familia que el ginseng). La maca ha sido utilizada por siglos en los Andes para incrementar la fertilidad en humanos y animales.

Hoy en la medicina herbal peruana, se reporta que la maca es utilizada como un inmunoestimulante; para anemia, tuberculosis, desórdenes menstruales, síntomas de la menopausia, esterilidad (y otros desordenes reproductivos y sexuales); y para incrementar la memoria. Además aumenta la energía, la fuerza vital, la resistencia en atletas. Promueve la claridad mental, trata la impotencia masculina, y ayuda con irregularidades menstruales, desequilibrios hormonales femeninos, menopausia, y el síndrome de fatiga crónica.

Masitas dulces de lino (raw food)

Utilizamos
- 8 cucharadas de semillas de lino molidas
- 1 banana mediana
- 4 cucharadas de castañas de cajú activadas
- 1 cucharadita de extracto de vainilla
- 4 cucharadas de miel
- 1 cucharada de cacao amargo
- agua si es necesario

Colocar todos los ingredientes en una procesadora y licuar hasta obtener la consistencia deseada. Si es necesario agregar agua. Una vez que tenemos lista la preparación la colocamos en una placa para deshidratador o en una placa para horno con papel manteca. Esta vez buscaremos darle un espesor de 1,5 centímetros para que queden más esponjosas.

El tiempo de deshidratado dependerá de si las queremos más húmedas o más sequitas. El procedimiento es el mismo.

Una vez que están listas guardar en un frasco hermético y si son muy húmedas guardarlas en la heladera.

Podes enriquecerlas agregándole canela, algarroba, maca, jengibre. Lo ideal es que una vez que aprendas la receta base puedas jugar a armar tus propias recetas. Lo que no puede faltar es el lino porque es el aglutinante natural. Después podes variar el fruto seco, o las frutas pero siempre respetando las cantidades.

Ghee (manteca clarificada)

Ingredientes:
-   500 gr. de manteca orgánica

Preparación:
Colocar la manteca en una cacerola, bien limpia, a fuego pelusa. Comenzará a aparecer una espuma sobre la superficie que iremos retirando con una cuchara

de madera. No revolver, así una parte se deposita en el fondo como sedimento. Una vez que retiramos toda la espuma y el ghee (que es lo que queda) se torna de color dorado, apagamos el fuego y dejamos enfriar. Vertemos el ghee en un frasco de vidrio previamente esterilizado asegurándonos que el sedimento quede en el fondo de la cacerola.

Bebidas naturales, licuados, leche vegetal y chai tea

Limonada de menta, jengibre y miel

Ingredientes para 4 vasos:
- 1 litro de agua fresca
- 1 puñado de hojas de menta fresca
- el jugo de 1 limón
- 4 rodajas de jengibre fresco
- 4 cucharadas de miel orgánica

Preparación:
Colocar todos los ingredientes en una licuadora con un poco de agua. Licuar bien y agregar el resto de agua. Servir.

Rejuvelac (agua enzimática)

Ingredientes para 4 vasos:
- 3 tazas de agua
- 1 taza de brotes de alfalfa
- ½ limón exprimido

Preparación:
Colocar en un frasco de vidrio los brotes bien enjuagados y el agua. Dejar reposar durante un día en un lugar seco y oscuro. Colar y agregar al agua enzimática el jugo de limón.
Servir.
Los brotes pueden ser utilizados en una ensalada.

El **Rejuvelac** también es conocido como agua enzimática, debido a que las enzimas de los brotes pasan al agua. Posee propiedades anti-anémicas y mejora el proceso digestivo por ser rico en enzimas. Es una buena fuente energética, nutricional y revitalizante. Se puede tomar solo, agregar a los licuados verdes, con frutas, Spirulina o maca. También se lo utiliza para fermentar quesos de semillas. Se conserva hasta 10 día en la heladera.

Licuado Verde desintoxicante y energético

<u>Ingredientes para 2 vasos</u>:
- 1 manzana mediana
- 2 hojas grandes de lechuga
- 4 ramitas de cilantro
- 1 rama de apio
- 2 cucharadas de miel (opcional)
- 1 puñado de brotes de girasol
- 1 cucharadita tamaño café de Spirulina (regular la cantidad)
- agua cantidad necesaria (puede ser agua enzimática)

Otras opciones: albahaca, menta, pera, pepino, uvas dulces, brotes de alfalfa o calabaza, etc.

<u>Preparación</u>:
Colocar en una licuadora todos los ingredientes y licuar bien.
Retirar y servir.

Leche de Almendras

(Ver Foto 45 en Material interactivo)

La leche de almendras es una buena opción para quienes son alérgicos a la leche vacuna o por diversas cuestiones desean dejar de consumirla. Se puede utilizar de la misma manera que la leche animal aunque al igual que esta si podemos evitar cocinarla estaremos ganando en enzimas y nutrientes. Las almendras posen gran cantidad de minerales, oligoelementos, vitaminas, grasas saludables entre otros. Pero a pesar de ser un alimento muy completo carece de vitamina A, D y B12 por lo cual no podemos decir que reemplaza completamente a la leche animal.

• Proceso de Activación

Este proceso consta simplemente de poner en remojo las semillas o frutos secos a utilizar en un período aproximado de 8 horas. El contacto con el agua permite despertar estas semillas a la vida, se activa todo su potencial de creación potenciando de manera considerable sus nutrientes y energía. Además permite neutralizar los anti-nutrientes.

<u>Ingredientes para 4 vasos</u>:
- 1 taza de almendras activadas
- 1 litro de agua
- extracto de vainilla
- 1 cucharada de azúcar integral de caña o miel

<u>Preparación</u>:
Colocar las almendras, la vainilla y el azúcar y la mitad del agua en la licuadora. Cuando las almendras estén bien trituradas agregar el resto del agua y terminar de licuar.

Colar con una bolsa de algodón orgánico hasta extraer todo el jugo. Servir.

<u>Comentarios</u>: La **vainilla** es la fruta de la orquídea. Tiene un sabor dulce y marcado. Se puede utilizar tanto en forma de vaina como concentrado en forma de extracto. Tiene propiedades digestivas y tranquilizantes.

Licuado de frutas y semillas

<u>Ingredientes para cuatro porciones</u>:
- 2 peras medianas
- 1 taza de semillas de girasol activadas (sésamo, nuez, almendras, etc)
- 2 cucharadas de semillas de lino activadas
- ½ cucharadita de canela
- 1 cucharadita de extracto de vainilla
- 1 cucharada de maca
- 2 cucharadas de miel
- 1 cucharada de coco rallado
- agua cantidad necesaria

<u>Preparación</u>:
Colocar en una licuadora las semillas de lino y girasol con un poco de agua y licuar hasta triturar bien. Agregar el resto de los ingredientes y licuar bien.
Servir.

Chai tea

<u>Ingredientes</u>:
- 1 rama de canela
- 4 rodajas de jengibre fresco
- 1 cucharada de te verde o rojo en hebras
- 5 vainas de cardamomo
- 2 clavos de olor
- 1 anís estrellado
- 1 cucharada de azúcar integral tipo mascabo
- 1/2 litro de agua

<u>Preparación</u>:
En un jarro colocar el jengibre, el cardamomo, la canela, el clavo de olor, el anís y el agua. Calentar hasta que rompa el hervor. Retirar del fuego y colocar el té verde y el azúcar. Dejar reposar por 5 minutos. Colar y servir.

Se puede acompañar con leche de almendras.

El **cardamomo** es originario de la India y de Sri-Lanka. Es ligeramente picante y muy estimulante. Contiene proteínas, agua, aceite esencial, carbohidratos y mucha fibra. Alivia los cólicos, aumenta el apetito. Mejora el aliento, combate acidez, ardor y provoca una mayor producción de saliva. Es muy beneficioso para el corazón.

Del **jengibre** se utiliza la raíz de la planta. Esta no produce ni flores ni semillas y es de la familia de la cúrcuma. Es de sabor dulce, picante y especiado. Se utiliza fresco, cristalizado, picado, seco o confitado. Es ideal para enfermedades respiratorias y alergias. También se utiliza para promover la digestión y tratar las infecciones intestinales. Combate las nauseas y vómitos producidos por la quimioterapia y los primeros mese de embarazo. Minimiza la hinchazón estomacal y previene el estreñimiento.

(Ver Foto 46 en Material interactivo)

El **clavo de olor** son los capullos secos sin abrir del árbol del clavo. Tiene sabor picante y marcado. Se utiliza entero o molido. Promueve la digestión y mejora el sabor de los alimentos

Bibliografía consultada

• Andreas Moritz, "Los secretos eternos de la salud", 2008, Ediciones Obelisco

• Néstor Palmetti, "Nutrición Vitalizante"

• Néstor Palmetti "Nutrición depurativa"

• "Dietas vegetarianas: postura de la Asociación Americana de Dietética y la Asociación de Dietistas de Canadá". Publicado en junio del 2003 en: ADA position: Vegetarian Diets. J Am Diet Assoc. 2003; 103(6):748-765. Curso Universitario de Medicina Ayurveda, Facultad de Medicina, Universidad de Buenos Aires. Directores: Dr. J. Berra- Lic. R. Molho.

• Fundación de Salud Ayurveda Prema, Curso a distancia en Salud Ayurveda

• Fundación de Salud Ayurveda Prema, Curso a distancia de Alimentación Ayurveda.

• Dr. Jean Seignalet, "La Alimentación, la 3ª medicina". 2009, Ediciones Integrales.

• Cousens, G. "Alimentación consciente"

• Cousens, G. "La elusiva B12". www.gabrielcousens.com

• Alex von Foerster, "Vitamina B12, una problemática en dietas vegetarianas"

• Alex von Foerster, "Lácteos, ¿Alimentos básicos?

• Alex von Foerster, www.alimentoyconciencia.blogspot.com

• Wes Peterson, nutricionista holístico. Wisconsin, Estados Unidos http://www.axel.org.ar/articulos/nutricion/efectoscoccion.htm

• Nestor Palmetti, "La sal saludable"

• Nestor Palmetti, "Grasas saludables"

• Sacha Barrio Healey, "La Gran revolución de las grasas", 2006, Grupo editorial Norma

• Dr. Cichowicz Emmanuelli, M. D. (gastroenterólogo Pediátrico) Publicado en el periódico "Claridad" de Puerto Rico. Traducción: Mónica Gómez Santos.
"Lo siento por mis amigos vegetarianos, pero..."

• M. L. Alvarado, Hunzas, el pueblo de la larga juventud, www.nutriterapi.cl

• Herbert,V. "Vitamina B-12: plant sources, requeriments, and assay". Am J. Clin Nutr 1988;48:852-8

• Herbert, V. "Staging vitamin B-12 (cobalmin) status in vegetarians". Am J Clin Nutr 1994 May; 59 (5 Suppl) : 1213S- 1222S

• Entrevista a Swami Maitreyananda por Yoga Journal, "Yoga"

• Sathya Sai Baba, "Sadhana, el sendero interno"

• Formación Oficial del Centro Bach de Inglaterra," Las 38 Flores del Dr. Edward Bach", Wigmore Publications.

Disfrute de toda la Salud Natural que FULTENA y Londner´s le ofrecen para evolucionar leyendo

El Lenguaje Secreto del Cuerpo

El punto de encuentro entre el cuerpo físico y las emociones, explicado con claridad y un profundo amor por la Dra. Gabriela Paz, Claudia Miranda y Eduardo Londner. Una forma de ver la salud que la sorprenderá. Incluye relaciones metafísicas en un diccionario que incluye numerosos abordajes. Al libro se le incorpora un maravilloso CD de audio con meditaciones progresivas para sintonizar con los mensajes del cuerpo.

- <u>Formato</u>: Libro de 108 páginas + CD de audio
- <u>Autores</u>: Dra. Gabriela Paz, Claudia Miranda y Eduardo Londner

Vademécum Internacional de Terapias Naturales

Más de 2000 problemáticas abordadas con todos los sistemas de esencias vibracionales, en el libro más reconocido sobre la temática, con más de 10 ediciones. Descripciones de más de 1000 esencias florales y vibracionales que abarcan las Flores de Bach, Nueva Generación, Pacific Essences, Orquídeas del Amazonas, Flores de Saint Germain, Sirio Elixires Florales, Aromaterapia, Gemoterapia, Oligoelementos, Elixires de Estrellas, Diosas, Sonidos Planetarios, Homeofónicas, etc. En esta nueva versión corregida y ampliada, llegamos a los dos tomos más un CD interactivo que permite apreciar la belleza de todas las flores de las que se elaboran las esencias.

- <u>Formato</u>: Dos libros de 180 páginas + CD interactivo
- <u>Autor</u>: Eduardo Londner y equipo de investigación de FULTENA

Flores de Saint Germain

Por fin un libro en Español con todo lo necesario para incorporar estas poderosas esencias que trabajan los doce rayos de la metafísica. Escrito por su creadora, Neide Margonari (Brasil), incluye ejemplos prácticos y situaciones reales con su abordaje floral.

- <u>Formato</u>: Libro de 136 páginas + CD Interactivo
- <u>Autor</u>: Neide Margonari (Brasil)

Las Flores del Bush Australiano

Con el conocimiento clínico de uno de los más reconocidos psicólogos y terapeutas florales, el Lic. Raúl Pérez suma con esta publicación un manual muy esperado, en el que se logra información práctica de primera mano para el uso de las poderosas flores australianas. Incluye un repertorio interactivo en CD.

- <u>Formato</u>: Libro de 188 páginas + CD interactivo
- <u>Autor</u>: Lic. Raúl Pérez

El Camino del Chamán

Un profundo recorrido en forma de historia que cambiará su vida. Desde la mente al corazón, y desde el corazón hacia la comunión con todas las cosas, el libro propone un trabajo interno dedicado a incorporar profundos conocimientos ancestrales, hoy disponibles a todo el mundo. Incluye un CD interactivo con las Esencias Chamánicas.

- <u>Formato</u>: Libro de 136 páginas + CD interactivo
- <u>Autor</u>: Claudia Miranda, Eduardo Londner

Geometría Sagrada

El Dr. Franco rescata un conocimiento milenario que puede modificar la forma de ver la salud: el poder de las formas primordiales, conocido como Geometría Sagrada. El libro explora aspectos nunca antes tratados, que provienen del antiguo Egipto y la escuela Pitagórica, con aplicaciones prácticas de cada una de las formas fundamentales para nutrir el estado de salud interior, que causa un poderoso y benéfico impacto en la salud externa. Al libro se le incorpora un maravilloso CD de audio con la meditación de las formas primordiales.

- Formato: Libro de 108 páginas + CD de audio
- Autores: Dr. Franco Rossomando

Astromedicina

La relación entre el cosmos y cada uno de los seres vivos es de un integración tan profunda que cada movimiento en uno modifica al resto. Los movimientos de los planetas, la influencia de las estrellas y su impacto sobre la salud son abordados por el Doctor Franco Rossomando en esta guía profunda y simple que le permitirá aprovechar en forma práctica este milenario conocimiento. Al libro se le incorpora un maravilloso CD de audio con meditaciones especialmente diseñadas para potenciar la energía natural de cada signo astrológico.

- Formato: Libro de 188 páginas + CD de audio
- Autor: Dr. Franco Rossomando

Y todas las novededas de Editorial FULTENA en
www.clubdesalud.com/libros.htm